SUR UN NOUVEAU TRAITEMENT

DE LA

MÉTRITE CHRONIQUE

ET EN PARTICULIER

DE L'ENDOMÉTRITE

PAR LA GALVANO-CAUSTIQUE CHIMIQUE INTRA-UTÉRINE

PAR

Le Dr G. APOSTOLI

Professeur libre de Gynécologie et d'Électrothérapie
à l'école pratique,

Membre de la Société de médecine de Paris, de la Société de médecine pratique,
de la Société médico-pratique, etc.,
Membre correspondant des Sociétés de gynécologie
de Saint-Louis et de Boston, etc., etc.

Avec 9 figures dans le texte

PARIS

OCTAVE DOIN, ÉDITEUR

8, PLACE DE L'ODÉON, 8

1887

SUR UN NOUVEAU TRAITEMENT

DE LA

MÉTRITE CHRONIQUE

ET EN PARTICULIER

DE L'ENDOMÉTRITE

PAR LA GALVANO-CAUSTIQUE CHIMIQUE INTRA-UTÉRINE

PAR

Le Dr G. APOSTOLI

Professeur libre de Gynécologie et d'Électrothérapie
à l'école pratique,

Membre de la Société de médecine de Paris, de la Société de médecine pratique,
de la Société médico-pratique, etc.,
Membre correspondant des Sociétés de gynécologie
de Saint-Louis et de Boston, etc., etc.

Avec 9 figures dans le texte

PARIS

OCTAVE DOIN, ÉDITEUR

8, PLACE DE L'ODÉON, 8

1887

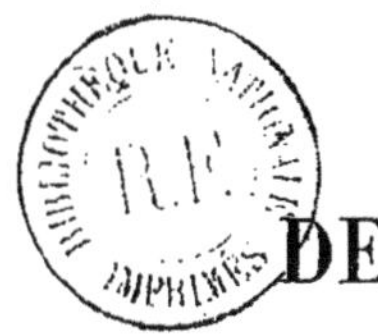

PRINCIPAUX MÉMOIRES DU MÊME AUTEUR

1º — *Sur une nouvelle application de l'électricité après les accouchements.*
Communication faite à l'Académie de médecine de Paris le 19 avril 1881.
— In *Annales de Gynécologie*, mai 1881.

2º — *De l'application de l'électricité aux accouchements.*
Communication faite au Congrès médical international de Londres, 8 août 1881. — Section d'obstétrique. — Voir compte rendu, page 356.

3º — *Synthèse électro-thérapique.*
Rapport sur l'exposition d'électricité. — Note lue à la Société médico-pratique, le 26 octobre 1881. — Voir l'*Union médicale* du 22 janvier 1882.

4º — *Des applications thérapeutiques de l'électricité.*
Leçon d'ouverture faite à l'école pratique de la Faculté de médecine de Paris. — *Revue de thérapeutique médico-chirurgicale*, 15 décembre 1881.

5º — *Sur un nouveau traitement électrique de la douleur épigastrique et des troubles gastriques de l'hystérie (vomissement, gastralgie).*
Note lue à la Société médicale des hôpitaux de Paris, le 11 août 1882. — Voir *Bulletin général de thérapeutique*, 15 novembre 1882

6º — *Sur l'emploi nouveau de la terre glaise en thérapeutique électrique.*
Lecture faite à l'Académie de médecine de Paris, le 10 octobre 1882. — Voir le *Bulletin général de thérapeutique* du 30 décembre 1883.

7º — *Sur un nouvel excitateur utérin double ou bi-polaire.*
Instrument avec note explicative présenté à l'Académie de médecine, le 20 février 1883. — Voir *Gazette des hôpitaux* du 3 mars 1883.

8º — *Sur la faradisation utérine double ou bi-polaire.*
Communication faite à la Société de médecine de Paris le 28 avril 1883 et le 23 février 1884. — Voir l'*Union médicale* du 28 octobre et du 1er novembre 1884, ainsi que l'*American Journal of obstetrics*, septembre 1884.

9º — *Sur un nouveau traitement électrique de la douleur ovarienne chez les hystériques.*
Communication faite à l'Association française pour l'avancement des sciences en août 1883, congrès de Rouen. — Voir *Bulletin général de thérapeutique*, 15 juin 1885, et *Archives de tocologie*, juin 1885.

10º — *Sur un nouveau traitement électrique des tumeurs fibreuses de l'utérus.*
Mémoire inséré dans la thèse Lucien Carlet. — Paris. Octave Doin, éditeur. 1884.
J'ai déposé à ce sujet un mémoire à l'Académie de médecine de Paris le 29 juillet 1884 et j'ai lu deux notes, l'une à l'Académie des sciences (séance du 28 juillet 1884), et l'autre au congrès médical international de Copenhague, août 1884. (Voir comptes rendus de la section d'obstétrique et de gynécologie, page 19.)

11º — *Sur l'application de l'électricité aux affections de l'estomac.*
Communication faite au *Congrès médical international de Copenhague*, août 1884. Section de médecine, voir la page 154 du compte-rendu.

12º — *Sur un nouveau traitement électrique des Périmétrites.*
Lecture faite au *Congrès médical international de Copenhague*, section d'Obstétrique et de Gynécologie, août 1884. (Compte rendu, page 141.)

13º — *Sur un nouveau traitement électrique de l'hématocèle péri-utérine.*
Communication faite, en collaboration avec Doléris, à l'Association française pour l'avancement des sciences. — Congrès de Grenoble, août 1885. Voir *Archives de tocologie*, novembre 1885.

14º — *Sur un nouveau traitement de la métrite chronique et en particulier de l'endométrite par la galvano-caustique chimique intra-utérine.*
Communication faite à l'Association française pour l'avancement des sciences. Congrès de Nancy, août 1886. — (Ce présent mémoire est le développement complet de cette première note.)

15º — *De la galvano-puncture chimique, vaginale, négative en gynécologie.*
1er Mémoire lu à la Société de médecine de Paris le 9 octobre 1886. — Voir *Union médicale* des 16 et 19 octobre 1886.

16º — *Note complémentaire sur mon nouveau traitement électrique des fibromes utérins.*
Communication faite au 2e congrès français de chirurgie, octobre 1886. — Voir *Gazette des hôpitaux*, 26 octobre 1886.

17º — *De la galvano-puncture chimique dans certains fibromes utérins. 1re variété, opération de nécessité.*
2e Mémoire lu à la même société, le 13 novembre 1886.

18º — *Sur un nouvel excitateur, en charbon, double ou bi-polaire.*
Instrument avec note explicative, présenté à l'Académie de médecine le 15 janvier 1887 (voir *Gazette des hôpitaux* du 20 janvier).

SUR UN NOUVEAU TRAITEMENT
DE LA MÉTRITE CHRONIQUE

ET EN PARTICULIER DE L'ENDOMÉTRITE

PAR LA GALVANO-CAUSTIQUE CHIMIQUE INTRA-UTÉRINE

Par le Dr G. APOSTOLI

Lorsque mon maître et ami le Dr **A. Tripier**, adressait, en août 1859, son premier mémoire à l'Académie des sciences de Paris, intitulé : « *Hyperplasies conjonctives des organes contractiles ; de la faradisation dans le traitement des engorgements et des déviations de l'utérus et de l'hypertrophie prostatique* », il ouvrait la porte à une grande révolution thérapeutique qui devait, malheureusement, subir le sort commun de beaucoup de choses nouvelles : être honorée de l'indifférence ou de l'oubli de ses contemporains.

Plusieurs autres mémoires échelonnés depuis lors, et notamment ses *Leçons de clinique sur les maladies des femmes*, parues en 1883, sont venus confirmer ses premières vues, qui visaient un double but : éclairer d'abord une question de pathogénie et montrer l'influence prépondérante que les troubles circulatoires exercent sur la nutrition des organes contractiles ; faire toucher du doigt les différents processus de l'histoire pathologique des circulations locales perverties, et apporter ensuite un excitant nouveau de la fibre musculaire lisse, que la nature crée sans cesse sous une forme insoumise, mais que la science et la médecine en particulier utilisent sous une forme *dosable, localisable* et *soumise* : je veux parler de l'*électricité*.

A. Tripier, guidé par une induction doctrinale parfaitement justifiée, a tracé ainsi magistralement le chemin à une nouvelle thérapeutique intra-utérine qui jouit des meilleures qualités *préventives et curatives* à la fois.

Nous n'ignorons plus aujourd'hui, en effet, que la grande majorité des inflammations utérines, *d'origine probablement septique, naissent le plus souvent d'un arrêt de la métamorphose rétrograde de l'utérus après l'accouchement ou l'avortement,* qu'elles sont créées de toutes pièces par la *subinvolution* utérine et que des troubles circulatoires, caractérisés par des *congestions* et des *stases*, président à leur évolution initiale. Si le médecin intervient alors, en faisant de la désobstruction et de l'antiseptie simultanée, en produisant une *hyperhémie passagère*, une sorte de *drainage circulatoire,* — s'il combat l'inertie primordiale de cet organe, dont la paresse circulatoire fait appel à toutes les inflammations subséquentes, il fera une excellente thérapeutique qui prévient et guérit tout à la fois. Tel est le rôle de la *faradisation* qui, appliquée dans l'utérus d'une façon appropriée, précédée et suivie d'une injection antiseptique, fait du vrai *massage interstitiel*, provoque la contraction de toutes les *fibres musculaires lisses*, excite et précipite la circulation, accélère la résorption des exsudats et corrige ainsi une nutrition languissante ou pervertie.

Aussi Tripier et moi (1) avons-nous pu dire qu'étant donnée une femme qui vient d'*accoucher* ou d'*avorter* — qui, pour des raisons mul-

---

(1) *Sur une nouvelle application de l'électricité après les accouchements.* Communication faite à l'Académie de médecine de Paris le 19 avril 1881 par le Dr G. Apostoli. In *Annales de Gynécologie*, mai 1881, — et note lue au Congrès médical international de *Londres*, août 1881. Voir comptes-rendus du congrès, section d'obstétrique, page 356.

Voici la formule que j'ai donnée, à la suite de A. Tripier, à mon intervention :

Étant donnée une femme qui vient d'être délivrée d'un enfant à terme ou non, j'applique immédiatement, et séance tenante, à son utérus *pendant trois à cinq minutes environ chaque fois*, un courant faradique ou induit, engendré par une bobine à fil gros et court, et à intensité progressivement croissante ; je renouvelle cette opération de *huit à dix fois, pendant six jours en moyenne, après un accouchement à terme et normal ; quinze à vingt fois en moyenne, pendant dix à quinze jours, après une fausse couche, ou un accouchement laborieux.* J'ai pour but d'aider et de hâter l'involution utérine, pour abréger la convalescence et prévenir les complications qui résultent de son arrêt ou de sa lenteur.

Voici, de plus, les conclusions principales qui terminent mon mémoire et que je reproduis sommairement :

1° *La faradisation de l'utérus, quoique plus ou moins douloureuse, est toujours absolument inoffensive et elle n'est jamais suivie d'aucune réaction inflammatoire ;*

2° *La faradisation est généralement suivie d'une sedation manifeste qui succède à la séance ;*

3° *La faradisation abrège considérablement la convalescence, en accélérant l'involution ou le retrait de l'utérus, que l'on ne sent plus au-dessus du pubis, par le palper profond, du huitième au dixième jour en général ;*

4° *La faradisation accélère le retour et l'exercice régulier de toutes les fonctions ;*

5° *La faradisation préserve, en général, la femme de toutes les complications utérines qui sont le fait de l'accouchement ;*

6° *La faradisation doit constituer un excellent traitement préventif des déviations utérines, comme la rétroflexion ou la rétroversion, suites de couches, et souvent provoquées par le décubitus dorsal ;*

tiples, se trouvait en présence d'une *subinvolution menaçante*, avec tout son cortège inflammatoire, l'on était, si on le voulait, maître de la situation, maître d'enrayer le mal en prévenant et en éloignant la plupart des causes locales qui pouvaient le provoquer ; voilà la vraie médication *préventive*, réellement utile et efficace, grâce à la *faradisation*.

Mais supposons, ce qui est le cas ordinaire dans la pratique courante de la gynécologie, la maladie constituée par un processus plus ou moins ancien et qu'on a laissé tranquillement évoluer, trois cas principaux peuvent se présenter :

1o Le processus débute le plus ordinairement par la *muqueuse*, qui peut être simplement *hypertrophiée*, ou bien parsemée soit de *granulations*, soit de *fongosités* ou de *végétations ;* des éléments *embryonnaires* de nouvelle formation apparaissent également dans le parenchyme et acquièrent une importance considérable au détriment du stroma musculaire, dont les fonctions ne tardent pas à être plus ou moins annihilées ;

Tantôt les éléments embryonnaires dégénèrent et s'éliminent en

---

7o *La faradisation parait diminuer la durée totale de l'écoulement lochial ;*

8o *Étant donnée la même dose de faradisation, la contractilité de la matrice est très variable, et est en raison inverse de l'inertie utérine ;*

9o *L'action de la faradisation sur l'utérus comparée à celle du seigle ergoté est manifestement plus prompte et plus énergique.*

En résumé, je conclus que la faradisation utérine bien appliquée après l'accouchement est une merveilleuse méthode, par son application simple, son dosage facile, son action rapide et énergique, qu'on peut interrompre et renouveler à volonté.

J'ai employé ce procédé uniforme dans un but, constamment rempli, d'utilité immédiate et éloignée : immédiate, pour accélérer l'involution utérine, diminuer la convalescence, et restaurer la femme le plus promptement possible, ce qui devrait avoir un retentissement salutaire dans la classe ouvrière ; dans un but éloigné, pour prévenir toute complication utérine, élevant ainsi la méthode à la hauteur d'un rôle prophylactique vis-à-vis seulement de la métrite ou de l'engorgement ultérieur, et étant de plus théoriquement convaincu qu'elle pourrait souvent prévenir une des causes les plus fréquentes de stérilité.

N B. — Je n'ai aujourd'hui qu'un mot à ajouter à ce que j'ai écrit en 1881, et que je maintiens intégralement :

Est-ce à dire que toutes les femmes ont besoin de la thérapeutique que je conseille ? Non, assurément, et toute femme qui accouche, ou fait une fausse couche, n'est pas fatalement condamnée à avoir ultérieurement une affection de matrice ; mais leur nombre est malheureusement si considérable, et il nous est si difficile de prévoir l'avenir utérin qui est réservé à une femme, qu'en agissant comme je l'ai formulé, on fait une thérapeutique *curative* quelquefois, et *préventive* très souvent.

Je dois ajouter une recommandation de premier ordre, c'est de prendre simultanément toutes précautions *antiseptiques* (lavages vaginaux au van Swieten, et soins excessifs dans la surveillance et l'entretien de l'excitateur intra-utérin. Il sera nettoyé dans l'eau bouillante, trempé dans une solution forte phéniquée, et graissé avant son introduction (qui sera toujours précédée d'une injection vaginale), avec de la vaseline phéniquée au 1/50e).

masse comme à la surface d'une plaie exposée, pour produire un *écoule-ment muco-purulent* plus ou moins abondant ;

Tantôt, au contraire, de fréquentes *hémorrhagies* attestent la présence de *fongosités* presque uniquement composées de *vaisseaux* de nouvelle formation ;

Tantôt aussi l'hypertrophie des glandes dilatées produit un *écoule-ment muqueux* caractéristique.

Nous nous trouvons, dans ces trois formes, qui dérivent de la même source, en présence de la *métrite interne, dite aussi endométrite, ou métrite muqueuse aiguë ou chronique,* caractérisée, comme nous venons de le voir, par des lésions variables de la *muqueuse,* qui peuvent coexister sur un même utérus, et par une *hypertrophie parenchyma-teuse consécutive,* due à la formation d'un véritable *stroma embryon-naire* constitué par des amas de *petites cellules rondes* disséminées autour des faisceaux musculaires.

2° Dans le deuxième cas, l'inflammation utérine est encore *jeune,* plus ou moins voisine de son début ; elle se caractérise par une *inflam-mation plus ou moins atténuée de la muqueuse* et par un processus prépondérant de *congestion* ou *infiltration du parenchyme,* avec une *hyperplasie conjonctive circumvasculaire* plus ou moins considérable, qui entrave ou arrête par places la circulation de retour ; nous avons alors affaire à une *métrite dite parenchymateuse dans sa première période ;*

3° Enfin, en troisième lieu, l'inflammation est plus ancienne et le processus pathologique plus avancé ; ce qui le caractérise, c'est la *résistance et la dureté du parenchyme utérin,* qui rappelle le tissu *cica-triciel* avec une *circulation nulle ou très raréfiée* par place : le tissu conjonctif, jeune et succulent, devient alors dur et fibrillaire, et l'utérus, à la coupe, est *pâle, induré et anémié;* c'est la *métrite chronique, ar-rivée à la deuxième période ou période d'induration.*

Que pouvons-nous contre ces trois états pathologiques variables qui, le plus souvent, ne sauraient constituer des *entités morbides différentes* et ne se présentent à nous que comme une hiérarchie de processus dénu-tritifs, plus ou moins subintrants, dont le *premier échelon est la subin-volution simple et récente* et le dernier, soit de la *métrite chronique indurée, soit de la métrite fongueuse ou hémorrhagique ?*

A. Tripier, qui, en gynécologie, ne considère qu'un seul processus inflammatoire, *l'engorgement,* ne préconise qu'une seule médication uniforme, celle qui, comme nous venons de le voir, est un vrai triomphe en tant que médication préventive : la *faradisation*. Or, voilà où commence son erreur : le courant induit, *souverain, au lendemain d'un accouchement ou d'un avortement*, dans les formes *très jeunes ou congestives* de l'engorgement ou de la métrite, commence à perdre ses droits dans les autres étapes, *hyperplasiques, régressives, ou suppurées de l'inflammation utérine*, et ici, la clinique est en harmonie parfaite avec l'anatomie pathologique, en nous montrant que, — lorsque l'utérus commence à être envahi par des *vaisseaux* et des *tissus presque uniquement formés d'éléments embryonnaires*, comme dans la métrite muqueuse ou endométrite, — ou lorsque le *stroma musculaire s'atrophie et disparaît*, comme dans la métrite parenchymateuse à sa deuxième période, alors, dis-je, les excitants directs de la fibre lisse, dépourvus de toute *action chimique*, ne trouvent plus un substratum suffisant à leur activité ; aussi A. Tripier a-t-il eu le tort de ne pas voir que là où l'action de l'*ergot de seigle*, qui n'est autre chose qu'un *faradiseur général, mais incertain, pâlissait*, de même le *courant interrompu ou induit* devait déchoir de la prépondérance qu'il lui avait, dans d'autres circonstances, si judicieusement assignée.

Voilà donc le moment où nous nous écartons de la thérapeutique de Tripier, et si nous jetons un coup d'œil autour de nous, nous ne voyons que tentatives plus ou moins hardies, destinées à perfectionner les idées doctrinales de Tripier et à rendre plus efficace et plus complète la thérapeutique intra-utérine qu'il avait si heureusement inaugurée. *Il avait, en effet, voulu respecter quand même la muqueuse ;* or, nous venons de le voir, elle est le plus souvent malade, et c'est elle qui contient souvent, surtout au début, une fraction plus ou moins grande du *corps du délit pathologique ;* aussi, la tendance de l'école gynécologique moderne est de *la détruire pour la renouveler*. De tous les côtés on propose des médications nouvelles qui peuvent se diviser en deux grandes classes : d'un côté, la liste infinie des *caustiques, soit liquides, soit solides*, destinés à *détruire chimiquement la muqueuse* et à faire une dérivation intra-utérine ; de l'autre côté, c'est à l'*instrument tranchant* que l'on s'adresse pour faire, soit l'*excision de la muqueuse malade*, soit le *raclage de cette même muqueuse*, que l'on veut supprimer pour permettre à l'utérus de s'en constituer une nouvelle avec tous les attributs de la normalité ; on s'est également adressé au *fer rouge* et à la *galvano-caustique thermique* pour agir avec plus de rapidité et d'énergie.

Je dois déclarer ici que *cette tendance intra-utérine de la thérapeutique gynécologique contemporaine constitue un progrès réel et très sérieux*, qui ne portera tous ses fruits que lorsqu'il sera suffisamment systématisé, pour être d'abord à l'abri de tout danger et pour être soumis au contrôle rigoureux d'une *posologie exacte ;* or, le reproche général et synthétique qu'on peut faire à toute la thérapeutique intra-utérine adoptée jusqu'ici peut être sommairement formulé ainsi :

1° *Elle est brutale, aveugle et peut être dangereuse entre des mains inexpérimentées ;*

2° *Elle manque de dosage ;*

3° *Elle est difficilement localisable ;*

4° *Elle a une action plus ou moins instantanée, qui s'éteint en général après son application ;*

5° *Elle est quelquefois stérile, inefficace ou éphémère ;*

6° *Elle traite la muqueuse et manque d'action directe sur le parenchyme.*

Il y a quatre ans, j'avais été frappé de tous ces inconvénients, lorsque, utilisant une nouvelle médication intra-utérine, galvano-chimique, pour la cure du *fibrome*, j'avais commencé des tentatives d'application analogues à la cure de la *métrite chronique*.

La thèse du Dr **Carlet** (Lucien) (1), qui contient mon mémoire sur un

---

(1) Du traitement électrique des tumeurs fibreuses de l'utérus, d'après la méthode pu Dr **Apostoli**, par le Dr **Lucien Carlet**. Paris, Octave Doin éditeur, 1884.

J'ai déposé à ce sujet un mémoire à l'Académie de médecine de Paris le 29 juillet 1884 et j'ai lu deux notes, l'une à l'Académie des sciences (·éance du 28 juillet 1884) et l'autre au congrès médical international de Copenhague, août 1884 (voir comptes rendus de la section d'obstétrique et de gynécologie, page 19).

Voici textuellement ces dernières conclusions :

Aux anciens procédés de traitement électrique des fibromes utérins caractéiisé : 1° par l'emploi de *très faibles intensités*, manquant de *dosage* et administrées d'une façon variable et empirique ; 2° par le siège souvent *vaginal* de leur pôle actif, toujours en dehors de la cavité de l'utérus — j'oppose une méthode : 1° toujours *plus active*, puisqu'elle s'élève à des intensités maxima inconnues médicalement jusqu'à présent, 2° et toujours *intra-utérine*.

Cette méthode a pour caractéristiques les propositions suivantes:

1° Elle consiste essentiellement dans l'application à l'utérus d'un courant de pile, continu, et à l'état constant, sans aucune interruption pendant la séance ;

2° Le siège de l'application, par l'intermédiaire d'une sonde inattaquable en *platine*, est toujours intra-utérin et doit intéresser toute l'étendue de la muqueuse du canal utéro-cervical ;

3° Si l'hystérométrie naturelle est impossible à faire, on devra pratiquer une *ponction préalable*, suivie d'une *galvano-caustique négative*, pour créer un canal artificiel ;

4° Le pôle actif intra-utérin sera *positif* dans tous les *fibromes hémorrhagiques* ou qui s'accompagnent *de leucorrhée rebelle*, — il sera *négatif* dans tous les cas

nouveau traitement des fibromes utérins, avec plus de cent observations à l'appui, mentionne aussi, en guise de conclusion, que *des recherches parallèles faites par moi pour la métrite chronique recevront une prochaine consécration thérapeutique* (page 250) (1).

---

contraires et en particulier lorsqu'il y a une *dysménorrhée* intense ou une *périmétrite* additionnelle, arrivée à la période chronique, lorsque tout état aigu aura cessé ; ce dernier pôle paraît activer la régression utérine plus rapidement que le précédent. Il provoque souvent, au début de son application, des *hémorrhagies* salutaires que le pôle positif est ensuite destiné à réprimer si elles se prolongent trop longtemps ;

5° L'intensité sera la plus forte possible et atteindra progressivement, en une ou deux séances, une moyenne de 100 *milliampères*, surtout dans les utérus très profonds, — *l'action thérapeutique sera en général fonction de l'intensité dépensée* ;

6° Pour assurer à une cautérisation toute son intensité et son efficacité, 5 à 6 minutes suffisent en moyenne ;

7° Le nombre des séances, variable comme la maladie elle-même, doit être en moyenne de 20 à 30, pour assurer à l'utérus une régression suffisante et restaurer complètement la malade ;

8° Le traitement devra comprendre de une à deux opérations par semaine, faites même en pleine hémorrhagie s'il y a urgence d'intervenir ;

9° Pour rendre le pôle cutané indifférent et supprimer à son endroit et la douleur et l'eschare, il faut employer un électrode de *terre glaise* que j'ai proposé pour la première fois en 1882, dans le but d'augmenter à volonté la surface d'application et de diminuer la résistance de la peau ;

10° Toute la technique opératoire se résume dans une bonne hystérométrie, l'opération n'étant elle-même qu'une sorte d'*hystérométrie* thérapeutique, où toute action traumatique (sauf dans le cas de ponction) doit disparaître pour ne laisser subsister qu'une action électro-chimique au plus haut degré ;

11° La galvano-caustique intra-utérine amène rapidement une régression de tous les fibromes, surtout lorsqu'ils sont *interstitiels*, mais, — jamais leur disparition totale ; elle restaure symptomatiquement la femme, supprime les *métrorrhagies* et assure à la malade un bien-être rapide et durable.

J'ai ainsi systématisé la thérapeutique des fibromes :

a) En localisant une eschare dans l'utérus par la voie naturelle ou artificielle;

b) En donnant les indications précises et différentes de l'eschare positive ou négative ;

c) En dosant, en simplifiant et en rendant tolérable le procédé opératoire.

Si, d'un mot, je voulais synthétiser ma pensée, je dirais, qu'à mon avis, l'avenir de la gynécologie est dans la thérapeutique intra-utérine sagement administrée.

J'apporte aujourd'hui (1884) des documents nombreux et précis (plus de cent observations) concernant la régression des fibromes et surtout la restauration des malades qui en sont atteintes; j'espère (grâce aux documents que je possède déjà) pouvoir étendre bientôt le problème à la *métrite chronique,* par un traitement analogue, ainsi qu'à l'*inflammation périphérique sub-aiguë* de l'utérus. (Dans la même session du congrès de Copenhague je fis, en effet, une communication sur un *nouveau traitement électrique des Périmétrites.* (Voir comptes rendus page 141.)

(1) Dans la discussion qui eut lieu de cette thèse, un seul argument peu sérieux fut invoqué contre elle : c'est qu'elle contenait quelques observations qui *ressortissaient plutôt de la métrite chronique que du fibrome.* Puisque la thérapeutique de ces deux affections est aujourd'hui pour moi *analogue,* je n'aurais qu'à m'applaudir de cette confusion clinique involontaire, que je n'ai toutefois pas commise, et qui m'aurait conduit au même résultat thérapeutique.

Depuis lors, j'ai eu maintes occasions de justifier mes premières inductions d'il y a quatre ans, et mon mémoire actuel a pour but aujourd'hui de faire l'exposé presque intégral de ma nouvelle pratique. Elle peut se résumer dans cette formule : APPLIQUER A L'UTÉRUS UN COURANT DE PILE A L'ÉTAT CONSTANT, A DOSE SUFFISANTE POUR DÉTRUIRE LA MUQUEUSE ET POUR PRODUIRE UNE DÉRIVATION SALUTAIRE.

I

OUTILLAGE ÉLECTRIQUE

Pour mener à bien l'opération nouvelle que je propose, il faut préalablement se munir d'un BON OUTILLAGE ÉLECTRIQUE dont il faudra bien connaître le *fonctionnement et les qualités nécessaires.*

Vous n'ignorez pas, en effet, que l'électricité a subi le sort commun à toutes les bonnes choses qui ne sont pas encore vulgarisées, et qui ont été l'objet d'engouements extrêmes ou d'abandons irréfléchis, suivant la main qui les a employées, ou mieux suivant l'expérience de l'opérateur. Il en a été ainsi de l'*eau et de l'hydrothérapie;* il en sera encore de même de toutes les *forces naturelles, aveugles et brutales par elles-mêmes,* qui ne demandent, pour être dociles, et par suite bienfaisantes, que d'être *véhiculisées* et *canalisées* à l'aide d'intermédiaires convenables. Notre siècle a eu la bonne fortune d'assister à la genèse chimique du flux électrique qui nous a permis de le créer à volonté et de l'enfermer, au gré de nos désirs, dans les limites étroites d'un *flacon,* si petit qu'il soit; c'est ainsi qu'il a été *condensé* et *localisé* pour ainsi dire dans un récipient qui a pris le nom de PILE; il importait maintenant de le *débiter,* comme un flux matériel, *en quantité voulue,* et *surtout mesurable,* et de plus il importait de *le circonscrire en ses effets, de limiter son action, de localiser son influence, pour réagir sur tel ou tel organe de l'économie.* — Ceci est le triomphe de ces dernières années, qui succèdent à une période d'empirisme thérapeutique déplorable, qui n'avait cessé de règner dans les applications thérapeutiques de l'électricité.

Jusqu'à ces derniers temps, en effet, on se contentait d'appliquer d'une façon presque aveugle l'*électricité,* et on était très heureux de dire que, dans tel ou tel cas, elle avait fait *merveille,* et qu'elle avait *échoué* dans tel autre. *On avait électrisé, et c'était tout*, et on était tout surpris de voir l'*inconstance* et la *variation apparente* des effets, suivant le temps et le lieu. Souveraine à Berlin, par exemple, elle devenait dangereuse ou nulle à Paris, dans tel ou tel cas particulier, et pourtant c'était le même agent qui intervenait. Pourquoi cette anomalie qui se tournait contre le médicament lui-même ? Pourquoi ce caprice thérapeutique ? Pourquoi ces réponses vagues et souvent contradictoires dans l'emploi d'une force naturelle qui ne devait pas *savoir mentir* ? La réponse est facile à donner et, d'un mot, éclaire cette question longtemps si controversée : *le manque de dosage, et l'ignorance des effets physiques de l'électricité, conduisaient à cette thérapeutique vague, incertaine et souvent contradictoire.*

Tout traitement électrique devrait donc avoir toujours une INTRODUCTION PHYSIQUE OBLIGATOIRE, sous peine de retomber dans les écueils du passé ; aussi, je me vois obligé, sous forme de préambule, de résumer très brièvement toutes les questions techniques concernant l'OUTILLAGE ÉLECTRIQUE et de donner ainsi le minimum de ce que doit savoir le médecin en cette matière, que, malheureusement, il ignore le plus souvent complètement.

Les *instruments* qu'il faut posséder et bien connaître sont au nombre de cinq. Les voici rapidement exposés :

A. — D'ABORD UN BON GALVANOMÈTRE.

Je dis « *d'abord* » parce que cet instrument prime tous les autres par son importance ; des défauts multiples peuvent, en effet, entacher les autres sans annuler pour cela l'opération que vous allez faire, tandis que l'absence d'un bon galvanomètre, entre les mains du médecin, le soumet au caprice du hasard et le met dans l'alternative de faire une *opération nulle* ou *trop forte*, sans qu'il ait le moyen de le contrôler (à moins toutefois qu'il n'intercale dans le circuit un autre *mesureur de courant*, tel que le *voltamètre*, qui est toutefois beaucoup moins pratique) ; aussi, le galvanomètre, en raison de son influence, a-t-il le devoir d'être *bon*, cela veut dire d'être *bien gradué*. Qu'est-ce, en effet, qu'un galvanomètre ? C'est un instrument qui est au *courant électrique* ce que *la balance est à la chimie ;* il sert d'abord à reconnaître le passage du courant, à montrer ses moindres variations d'intensité ; il remplit donc, tout d'abord, l'office d'un *galvanoscope*. Mais ses fonctions sont plus élevées encore ; il donne également la *mesure exacte du débit électrique ;* cela veut dire qu'il joue ici le rôle *d'une vraie balance ou d'un compteur ; — il dose et il pèse pour ainsi dire le courant électrique.* Tout le flux électrique qui émerge de la pile, pour traverser le circuit, et par suite la portion du corps interposé, sera décelé par le galvanomètre, en tant que *quantité ;* nous aurons ainsi la mesure exacte de tout ce qui passe, ou, pour matérialiser le phénomène, de ce qui *s'écoule* dans l'unité de temps, et par suite la mesure exacte de tout ce qui a été consommé pendant l'opération. Or, tous les galvanomètres sont-ils également aptes à cet usage ? Non certes, et les anciens, ou même beaucoup de ceux dont on se sert actuellement encore, sont gradués en *degrés du cercle*, et par suite en divisions qui diffèrent *avec chaque fabricant,* et ne sauraient ainsi donner une valeur exacte et comparable du dosage électrique. Le vrai et le seul galvanomètre que je conseille d'employer, c'est celui qui est *divisé en fractions de l'unité électrique, de débit ou de dépense*, qui est actuellement, depuis 1881 (1), adopté dans le monde entier ; je veux parler de l'AMPÈRE, ou mieux du MILLIAMPÈRE (car en médecine on n'emploie que des millièmes de l'unité). Étant donné un *étalon* de mesure, reconnu et accepté par tous les médecins et les physiciens, le galvanomètre sera au courant électrique ce que le gramme est au poids, la seconde au temps, le mètre à la longueur ; un bon galvanomètre d'intensité vous permettra donc de faire la vraie et la seule *posologie* du courant continu de pile, que l'on n'obtenait autrefois que d'une *façon vague et empirique par la désignation du nombre des couples mis en service ;* j'ai tort de dire *autrefois*, car, malheureusement encore, si vous ouvrez tous les livres, dits classiques, de pathologie et un grand nombre même, de livres spéciaux d'électrothérapie, vous ne trouverez qu'une *indication uniforme* pour spécifier la mesure du courant de pile ; il n'est question que du *nombre des couples employés*, et l'on oublie ainsi *que le grand nombre des piles qui existent diffèrent l'une de l'autre quant à leur débit.* On oublie, de plus, que la même pile, suivant qu'elle est *neuve* ou *usée*, aura une action toute différente, qui variera de 0 à une quantité maxima. On oublie encore que, même si ces variations n'existaient pas, et si l'on prend, par exemple, deux ou plusieurs malades qui sont élec-

---

(1) Le Congrès international des électriciens, qui a siégé à Paris en 1881, a définitivement fixé la valeur des unités électriques.

trisés l'un après l'autre par la même pile et le même nombre de couples, l'action thérapeutique pourra être tout à fait différente d'un malade à l'autre, et en voici la raison : chaque malade a une peau ou *une résistance propre* qui laisse plus ou moins bien pénétrer le courant ; l'épiderme sera, de plus, *plus ou moins humide*, suivant l'état des électrodes, d'où la conséquence obligatoire que, pour identifier toutes les opérations que l'on a à faire dans un même but, avec un débit électrique uniforme, il faudra, chez tel malade, par exemple, 10 couples, chez tel autre 20 ou 30, chez tel autre 15, etc., etc.

L'introduction du galvanomètre d'intensité a donc produit une *vraie révolution thérapeutique* en substituant la précision mathématique au vague de l'empirisme, en fixant définitivement la valeur de ce médicament dans tel ou tel cas donné, en rendant comparables toutes les observations du même genre qui auront désormais une commune mesure de dosage, en permettant à tous les médecins de soigner telle ou telle maladie dans des circonstances identiques, et cela en tenant compte des deux facteurs les plus importants : 1° *le débit en milliampères;* 2° *la durée de l'application.*

Quelle est la graduation moyenne qui convient au galvanomètre et dans quelles limites doit-elle osciller? Ceci, vous le comprenez facilement, dépend tout à fait de la maladie qu'on a à traiter ; telle exigera toujours des petites doses, telle autre des moyennes, telle autre enfin de fortes intensités ; pour le cas qui nous occupe, la thérapeutique nouvelle que je propose ne peut ÊTRE SOUVERAINE QU'A LA CONDITION DE SE FAIRE A HAUTE DOSE ET DE RÉCLAMER DU COURANT LE MAXIMUM TOLÉRABLE DE SES EFFETS CHIMIQUES ET TROPHIQUES ; — tout l'intérêt de ma communication réside dans cette formule.

Jusqu'à l'année 1882, *le maximum appliqué en médecine était* 50 *milliampères*, ainsi qu'en font foi les anciennes boussoles de GAIFFE (1), dont la graduation ne dépassait pas ce chiffre. J'ai, depuis lors, grâce à un procédé que je vais décrire tout à l'heure, rendu tolérables de très hautes doses, et par suite j'ai fait construire chez GAIFFE de nouveaux galvanomètres, dont la graduation grandissante a été successivement portée jusqu'à **200** *et même* **250** *milliampères.*

---

(1) Il est le premier en France qui a construit des galvanomètres d'intensité.

B. — LA PILE.

Une fois armé d'un bon galvanomètre, le médecin devra s'occuper de la pile qu'il doit utiliser. Ici la même rigueur n'est pas obligatoire et toutes les piles peuvent rendre des services, avec des préséances hiérarchiques toutefois, qu'il importe que je vous fasse très sommairement connaître. Je ne vous décrirai pas toutes les piles qui existent, un volume y suffirait à peine ; il me suffira de vous dire que la meilleure est celle dont *on a le moins à s'occuper, qui, tout en donnant un grand débit, dure le plus longtemps possible sans qu'on ait besoin de la recharger ;* quelle est celle qui réalise ce désidératum ? La perfection n'existe pas encore, mais celle qui s'en rapproche le plus est, sans contredit, la pile au *chlorhydrate d'ammoniaque de* LECLANCHÉ.

On a beaucoup discuté pour savoir si, un modèle de pile étant adopté, il convenait d'employer *de grands ou de petits éléments.* Sans vouloir entrer dans tous les détails techniques et mathématiques qui règlent ces questions, qu'il me suffise de vous dire qu'il se passe, pour le flux électrique, tout impondérable qu'il est, la même chose que pour le flux pondérable, matériel, tels que *le gaz* ou *l'eau ; à débit égal, un grand réservoir durera plus longtemps qu'un petit et s'épuisera moins vite.* Il y a donc tout intérêt, si on ne veut recharger incessamment les piles et précipiter ainsi leur usure, de *se servir de grands couples,* les plus grands possibles, pour suffire à un long usage, et ne s'affaiblir que modérément, après plusieurs applications successives ; — ils peuvent de plus, à nombre égal, donner un plus grand débit que les petits éléments ; cela tient à ce que leur résistance intérieure étant moins grande, le courant circule mieux dans les grands couples (1) et fournit par suite une plus grande intensité que dans les petits ; il faut, en moyenne, que 20 *à* 30 *grands éléments Leclanché* puissent fournir, dans l'opération que je propose, une intensité de **150** *à* **250** *milliampères,* pendant une durée assez longue, *de trente minutes à une heure, s'il en est besoin, pour pouvoir suffire à plusieurs opérations successives.*

Voilà pour la pile montée sur meuble, et à poste fixe, de cabinet ;

---

(1) Je me suis abstenu à dessein dans toutes les questions physiques soulevées dans ce mémoire, d'invoquer des formules mathématiques qui auraient pu ne pas être comprises de beaucoup de médecins ; je renvoie pour cela à la lecture des livres spéciaux et notamment à celui que je prépare et qui paraîtra bientôt.

quant à celle qui doit servir à soigner les malades à domicile et qui dans ce but doit être transportée, nous sommes loin de nous rapprocher de l'idéal ; il faut, en attendant mieux, nous contenter de la moins mauvaise, car on se trouve en présence de conditions également difficiles à réaliser et qui paraissent contradictoires : avoir *une pile très transportable et de petit volume et lui demander un grand débit.* Dans ma première communication sur les fibromes, insérée dans la thèse de Carlet (p. 53), je disais que la pile transportable au *chlorure d'argent de Gaiffe* pourrait suffire et qu'elle était avantageuse (quoiqu'elle fût d'un prix trop élevé), étant presque sèche, ce qui rendait son maniement très commode et son transport très facile. Je dois aujourd'hui faire une restriction importante : cette pile ne saurait donner une *intensité supérieure à* 100 *milliampères ;* elle ne peut même arriver à ce chiffre qu'au début de son activité, pour baisser ensuite rapidement par suite d'une usure très précipitée ; utile quand on ne veut obtenir que de *faibles ou moyennes doses,* elle devient tout à fait insuffisante dans le cas actuel. Il n'y a jusqu'à présent que les piles liquides qui puissent combler ce désidératum, et la meilleure jusqu'ici, ou du moins la moins mauvaise, des batteries transportables dont je me sers, est celle qui unit à des éléments de petite masse, quoique ayant un grand débit, une immersion facultative des zinc et charbon dans le liquide actif, ce qui permet de suspendre le travail de l'élément lorsqu'il n'est pas en service : c'est la pile au *bisulfate de mercure.* — La batterie semi-portative de GAIFFE, construite avec de petits éléments Léclanché, modifiés (substitution du chlorure de zinc au chlorhydrate d'ammoniaque), est impuissante quel que soit le nombre des éléments en service, à fournir une intensité dépassant **60** à **80** *milliampères ; on doit donc la rejeter dans le cas actuel.*

C. — L'EXCITATEUR INTRA-UTÉRIN.

Après la pile, le médecin devra avoir à sa disposition la sonde chargée de véhiculer le courant jusque dans l'intérieur de la cavité utérine. En principe, tous les métaux peuvent suffire à cet usage, pourvu qu'on emploie le *pôle négatif* qui ne les attaque pas ; mais le *pôle positif* corrode tous les métaux, sauf le *platine,* l'*or* et l'*aluminium ;* il en résulte un inconvénient double : d'abord le métal s'use et le poli de sa surface disparaît pour faire place à une surface *rugueuse* qui peut blesser la muqueuse utérine ; de plus, et ceci est très important, si le métal es ainsi attaqué par le courant, c'est que l'action de ce dernier se dépense en pure perte sur l'électrode, au détriment de la muqueuse utérine, qui, dans le cas actuel, doit être l'objet de notre principale préoccupation. On ferait donc un calcul erroné si, en usant du pôle positif et de l'électrode en cuivre, par exemple, ou en acier ou en fer, on concluait que toute l'action électrique s'est portée sur l'utérus ; il n'en a absorbé qu'une partie, et l'autre a été *dépensée en pure perte*. Il importe de remédier à ce défaut opératoire toutes les fois que le pôle intra-utérin sera positif, en n'usant que de sondes *inattaquables*, et la meilleure est *en platine*. Elle devra avoir la *forme et le volume* d'un *hystéromètre ordinaire* (1), qui peut suffire à la moyenne des cas ; elle devra être *assez longue* pour occuper toute la longueur de la cavité utérine ; elle sera portée par un *long manche* dans le centre duquel elle s'engainera et qui lui servira de soutien (voir pour plus de détails la thèse Carlet) ; elle sera munie d'*un manchon, mauvais conducteur de l'électricité*, de la longueur de **10** centimètres environ, qui sera destiné à isoler l'électrode en sortant de l'utérus et à garantir ainsi le vagin ; il pourra être en *verre* ou en *caoutchouc ;* mais le meilleur, assurément, est le CELLULOÏDE, qui joint à ses propriétés d'isolateur celle d'un BON ASEPTIQUE qui ne se laisse pas pénétrer comme le caoutchouc par des liquides infectieux, qui conserve le poli de sa surface malgré le contact de solutions phéniques très fortes et qui peut, de plus, se laver et se nettoyer facilement, comme le *verre*, après chaque opération ; il n'a qu'un petit inconvénient, c'est de brûler à la flamme ; mais il supporte très bien l'*eau bouillante* dans laquelle on peut le plonger quelques instants, pour le désinfecter, si besoin est. (Je crois être le premier à avoir proposé le *celluloïde* comme corps mauvais conducteur de l'électricité dans les usages mé-

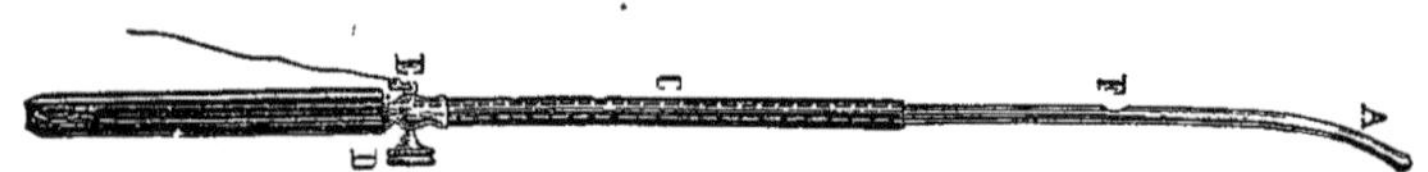

Fig. 1

(1) Voici (fig. 1) l'instrument que j'ai fait construire par *Collin* dans ce but :

    A — Hystéromètre ordinaire pouvant s'engainer à volonté dans un manche creux.

    F — Encoche marquant la profondeur normale de l'utérus ;

    C — Manchon de celluloïde pour isoler le vagin ;

    E — Électrode ;

    D — Vis pour serrer et fixer la sonde à la longueur voulue.

dicaux). Le calibre du manchon actuel doit être tel qu'il glisse facilement sur la sonde, qu'il peut engainer plus ou moins à la volonté de l'opérateur.

D. — L'Électrode cutané en terre glaise.

En quatrième lieu, la question de l'électrode cutané occupe une grande place dans cette thérapeutique. Le courant est créé, il vient d'émerger de la pile et de se transporter dans l'utérus à travers l'excitateur intra-utérin en platine ; de là, il va traverser la matrice et rejoindre la peau pour retourner à la pile et constituer ainsi un circuit complet. Quel doit être l'électrode cutané ? Il doit posséder les qualités nécessaires pour permettre au courant d'*être très intense, tout en restant tolérable pour la femme ;* toute l'habileté opératoire consistera à rendre ce pôle aussi *indifférent* que possible, sans altérer les qualités du courant; ce problème, difficile à résoudre *a priori*, ne comporte qu'une seule solution que les lois de la physique nous imposent : *rendre la peau la moins résistante possible*, parce que c'est la peau, *seule*, qui constituera le plus souvent l'unique échec à l'emploi d'une haute intensité. L'utérus, en effet, et surtout sa muqueuse, sont en général peu sensibles à l'application d'un courant, même énergique, à une condition, c'est qu'il reste *constant ;* dès qu'il est brusquement interrompu, le courant de pile acquiert *ipso facto* les propriétés contractiles du courant induit ou faradique, et les met en œuvre proportionnellement à l'intensité dépensée, d'une façon plus ou moins douloureuse. La douleur est ici fonction du choc musculaire ou de la contraction, et cette douleur s'atténue, pour disparaître plus ou moins complètement, dès que le courant de pile reprend ses qualités de continuité ; exceptionnellement, l'utérus est sensible par lui-même à ce même courant continu, et ces exceptions, il faut les connaître pour savoir en tenir compte dans la pratique : toutes les fois que *la périphérie utérine sera enflammée*, qu'il y aura *périmétrite* plus ou moins généralisée, les très hautes intensités seront difficilement supportées ; il en sera de même chez certains utérus dits *irritables*, en dehors de toute phlegmasie voisine, par le seul fait qu'ils appartiennent le plus souvent à des femmes *très hystériques*.

La pathogénie des utérus irritables reste encore à faire, et elle mérite de fixer l'attention des gynécologistes ; ce que nous devons retenir pour le moment, c'est que certains utérus, en très petit nombre il est vrai, sont assez sensibles électriquement parlant, et supportent difficilement même

Apostoli. 2

des intensités moyennes. Mais, à côté de ces très rares exceptions, voici la règle : *généralement c'est de la peau seule, que les femmes se plaignent et doivent se plaindre, si l'opération est bien exécutée, sans traumatisme intra-utérin;* la raison en est bien simple : le point de contact de la peau avec l'électrode cutané s'échauffe, et, proportionnellement à l'intensité, on assiste à l'explosion d'une *véritable vésication*, dont on comprend sans peine toute la sensibilité. Voici l'explication physique de ces faits, débarrassée de toute formule mathématique et mise à la portée de tous les médecins.

Lorsqu'un courant est véhiculé dans un circuit uniforme, c'est-à-dire par un fil qui a partout la même résistance, son action est identique du départ à l'arrivée, et, pour matérialiser le phénomène, il n'y a qu'à le comparer à un *cours d'eau, qui circule dans un lit dont la pente est partout la même;* le courant d'eau, et par suite son débit, ainsi que son travail mécanique, si on lui en demande un, seront partout semblables dans tout le parcours ; mais imaginez qu'une *vanne* soit interposée en un point quelconque du cours d'eau, qu'elle vienne ainsi entraver sa marche régulière, aussitôt le lit de la rivière va subir des *poussées latérales* en amont ou au-dessus de l'obstacle, et le liquide tendra à faire irruption en dehors de son lit, pour se répandre et immerger latéralement les terrains qui avoisinent son cours. — Pareille chose se passera dans l'écoulement du flux électrique. Qu'un obstacle en effet survienne dans l'intérieur d'un circuit électrique, ou même, au lieu de supposer le circuit simple comme tout à l'heure et constitué par une seule substance homogène, de même résistance, imaginons, ce qui est le cas en électrothérapie, que le circuit soit formé de différents tronçons de résistance inégale, adjacents l'un à l'autre et soudés bout à bout, à travers lesquels circule le courant. Reprenant notre comparaison de tout à l'heure, nous verrons que toutes les fois que le courant traversera une résistance plus grande, c'est-à-dire passera d'un conducteur moins résistant à un conducteur plus résistant, il tendra, comme l'eau, à faire irruption au dehors; cela veut dire qu'il se transformera ainsi *en mouvement* et qu'il développera de la *chaleur.* Si la chaleur est suffisante et le fil assez résistant, cette chaleur peut même devenir *lumière,* et c'est sur ce principe que sont fondées les lampes à incandescence.

Appliquons ces données, réduites à leur plus simple expression, à l'électrothérapie, et nous verrons que toutes les fois qu'un courant quitte un conducteur métallique, bon conducteur, pour aborder la peau, mauvaise conductrice, il y a un développement variable de chaleur et par suite de sensibilité, qui peut aller depuis la *chaleur légère* jusqu'à la *brûlure la plus intense*. Il s'agissait donc, pour rendre de hautes doses de courant continu tolérables, de diminuer au maximum la résistance de l'épiderme, pour rendre le passage du flux électrique le plus facile possible. Or, on n'avait trouvé jusqu'alors qu'un moyen, c'est de se servir d'un *corps mou*, tel que la peau de chamois, doublant un conducteur métallique, sous forme de plaque, et étant elle-même très imbibée d'eau. A la vérité, la peau laissait ainsi mieux passer le courant, mais sa résistance était loin d'être tout à fait vaincue, au point de permettre impunément le transfert d'une haute dose ; l'épiderme en effet, recouvert d'un enduit graisseux, ne se laissait que difficilement pénétrer. C'est alors que j'eus, le premier, l'idée en 1882 (1), de substituer au pôle classique ordinaire que je viens de dé-

(1) *Sur l'emploi nouveau de la terre glaise en thérapeutique électrique*. Lecture faite à l'Académie de médecine de Paris, le 10 octobre 1882, par le Dr G. Apostoli. Voir le *Bulletin général de thérapeutique* du 30 décembre 1883.

En proposant le premier la *terre glaise*, comme électrode *médical*, j'ai formulé les propositions suivantes dont j'ai donné la justification dans mon mémoire :

1° *Elle facilite et permet de rendre plus efficaces et plus complètes certaines applications de galvano-caustique chimique destinées au traitement, que je recommande, des ulcères ou des plaies de mauvaise nature ou rebelles* ; — en sa qualité d'électrode mou et plastique, elle peut se mouler, en effet, sur une surface anfractueuse ou décollée (qu'on a préalablement entourée pour garantir la périphérie *saine*, d'un corps adhérent, mauvais conducteur, tel qu'une couche de collodion riciné), et elle assure la pénétration totale du courant ainsi que la cautérisation égale et plus complète ;

2° *Elle assure une plus grande constance au courant en atténuant les causes de variations de la résistance extérieure du circuit* — par son application exacte et uniforme sur la peau, qu'elle humecte plus complètement, et par la lenteur de sa dessication ;

3° *Elle facilite les applications de longue durée* — par la propriété qu'elle possède de ne jamais perdre complètement sa conductibilité, même à l'état sec, et par la faculté qu'elle a de se maintenir indéfiniment humide et bonne conductrice si on l'enveloppe d'un linge mouillé et d'une toile imperméable ;

4° *Elle est destinée à vulgariser la pratique de l'électro-thérapie en complétant et en améliorant l'outillage des électrodes* ; — c'est en effet un corps qui se ramollit à volonté, facile à trouver partout, qui ne s'use pas, prend toutes les formes et toutes les grandeurs qu'on désire et se modèle sur la surface quelconque où il est appliqué

5° *Elle peut servir à limiter et à localiser autant que possible l'action principale du courant, en réduisant au minimum, dans certaines circonstances, l'influence fâcheuse, de sa diffusion et de sa dérivation* ; — on peut en effet, grâce à elle, fermer plus facilement et plus sûrement le circuit sur lui-même, en entourant le pôle actif d'un disque circulaire, concentrique, de terre glaise, à laquelle aboutira l'autre pôle. — Telle est la technique que je conseille dans le traitement électrique des anévrysmes de l'aorte, des kystes hydatiques du foie, par exemple, et dans les hautes galvanisations de la tête (cautérisation des loupes, etc.) ; — toutes les fois qu'il y aura intérêt, en un mot, de faire une opération plus énergique, plus sûre et plus tolérable ;

6° *Elle diminue la douleur des applications de galvano-caustique chimique au*

crire, un autre électrode, formé par un *corps mou, bon conducteur et jouissant par dessus tout d'une faculté* ADHÉSIVE OU PLASTIQUE, capable par conséquent d'adhérer et de se coller à l'épiderme, en le ramollissant mieux et plus profondément tout à la fois : ce corps est la TERRE GLAISE, terre à modeler ou terre à sculpteur, que l'on trouve partout et qui, pourvu qu'elle soit conservée humide, garde indéfiniment la propriété gluante et imbibitrice qui est ici *sa qualité essentielle.*

Les conséquences thérapeutiques et opératoires qui découlent de ce fait sont faciles à deviner. Tandis qu'auparavant il fallait être forcément timide et réservé dans ces applications, sous peine de faire souffrir la malade et de rendre même l'opération intolérable, j'ai pu d'emblée et successivement *doubler, tripler* et *quadrupler* les doses maxima classiques, sans aucune difficulté. C'est dans ce but que j'ai fait construire de nouveaux galvanomètres, que je vous ai signalés tout à l'heure, et c'est ainsi, qu'à la grande surprise de tous ceux qui ont assisté à mon intervention, j'ai pu faire de très hautes galvano-caustiques chimiques, sans provoquer généralement, chez les femmes, *aucune douleur trop appréciable*, et, chose bien digne de remarque, terminer ainsi une opération intense et constater ensuite, en appliquant la main sur le ventre, que la peau sur laquelle on venait de poser la terre, loin d'être brûlante, avait au contraire *une température au-dessous* (1) *de celle des régions voisines.*

La suppression des *eschares* se comprend du même coup ; la terre multiplie les points de contact avec la peau, augmente ainsi l'étendue réelle de la surface de l'électrode, en vertu de sa plasticite qui fait qu'elle adhère uniformément partout, tandis que les anciens électrodes métalliques avaient beaucoup moins de points de contact et par suite une sur-

---

pôle *inactif ou indifférent et éloigne à son niveau toute crainte d'eschare*, — c'est sa *plasticité*, en effet, qui lui permet d'imprégner mieux et plus profondément l'épiderme qui justifie surtout cette *proposition maîtresse*, — c'est ce côté *adhésif* qui réduit au minimum au niveau de la peau, par la diminution de sa résistance, les effets caloriques, chimiques et caustiques d'un courant intense, qui assure à cet électrode une légitime suprématie sur les autres, quelque humides qu'ils soient ;

7° *Son usage permet d'augmenter, sans aucune difficulté, les doses, dites à tort maxima, employées jusqu'à ce jour.* — Si, en effet, grâce à elle, toute tolérance est acquise et toute crainte d'eschare est écartée, ce qui eût été avant moi une audace et une impossibilité devient maintenant naturel, et je dirai même plus obligatoire, car l'emploi des hautes intensités est destiné à jouer à l'avenir un rôle prépondérant en électro-thérapie.

(1) Je donne la raison physique de ce fait dans mon mémoire. Voir *Bulletin général de thérapeutique* du 30 décembre 1833.

face réelle beaucoup moindre, et voici pourquoi : l'eau pure n'imbibait surtout l'épiderme qu'au point d'émergence des glandes sudoripares, et ne le ramollissait qu'imparfaitement dans les régions voisines ; il en résultait un semis de points, inégalement résistants, qui avaient pour témoins les eschares ultérieures qui, en général, apparaissaient sous la forme d'îlots isolés, pour devenir ensuite plus ou moins confluents. Avec la terre, au contraire, suffisamment ramollie, point de menace d'eschare, parce que la surface de l'électrode étant plus grande, comme je viens de le dire, quoique à superficie métrique supposée égale avec l'électrode classique, le *courant est moins dense*, puisqu'il se répand sur une plus vaste étendue, et par suite ses effets physiques et chimiques en sont proportionnellement atténués. Pour reprendre la comparaison de l'eau, je dirai, qu'à débit liquide équivalent, de deux fleuves qui ont la même pente, c'est celui qui aura le lit le plus large qui sera le moins à craindre au point de vue des dégâts ou des effets mécaniques qu'il pourra produire.

Quelques mots encore, à propos de la terre, pour énumérer les propriétés qu'elle doit posséder rigoureusement :

1º Elle doit être *aussi plastique que possible ;* il faut savoir en effet qu'il y a différentes terres glaises, dont la gluance est variable, et qu'il sera très facile d'en choisir une, exempte de tout mélange de sable, qui soit aussi grasse que possible et qui possède au maximum cette qualité.

2º Elle doit toujours être *très molle* pour se mouler très exactement sur la peau et l'imprégner le plus profondément possible ; il faut, dans ce but, quand on ne s'en sert pas, lui conserver son humidité en l'enveloppant d'une toile imperméable, en taffetas gommé ou toile cirée, par exemple, imitant en cela le procédé des sculpteurs. Le degré le plus convenable de mollesse est celui qui permet au doigt de la pénétrer, sans aucun effort, par une simple application. Comme il n'est pas toujours possible de conserver une sage mesure, et que la terre qu'on vient de mouiller se trouve quelquefois *très ramollie*, pour éviter qu'elle se diffuse sur le ventre et les vêtements, on a soin de l'envelopper d'une couche de *tarlatane* à mailles très larges, à travers lesquelles elle peut facilement *transsuder*, et qui maintient ainsi la terre dans la forme qu'on lui a primitivement donnée en l'empêchant soit de se disloquer, soit de se répandre.

3º Elle doit avoir une *épaisseur* uniforme et convenable ; *trop épaisse*, elle constituerait au passage du courant une résistance additionnelle inutile et nuisible, et serait d'un trop grand poids sur le ventre ; *trop*

mince, elle a l'inconvénient de pouvoir se disjoindre trop facilement —
et, surtout, l'électrode métallique qui aboutit sur elle, court le risque de
la traverser et de venir en contact avec la peau, ce qui entraîne, comme
conséquence immédiate, de la douleur et une menace d'eschare. — De
deux conducteurs, en effet, inégalement résistants, c'est le moins résistant ou le meilleur conducteur que traversera d'abord le courant électrique, absolument comme un cours d'eau qui se bifurque en deux par-
ties, par exemple, avec deux pentes de rapidité inégale, suivra, toutes
proportions gardées, la pente la plus rapide au détriment de l'autre ; et
si ce nouveau lit est plus étroit que le lit initial avant la bifurcation, on
verra alors grandir, proportionnellement, les *effets dynamiques* du cours
d'eau que l'on pourra notamment utiliser dans l'industrie. De même en
électricité (et c'est ici qu'intervient la *loi des courants dérivés*), en présence de toute bifurcation du réophore, le courant s'accumulera sur le
circuit le plus conducteur, et cela proportionnellement à cette conductibilité même, au détriment de l'autre fil plus résistant. La conséquence
de cette nouvelle distribution inégale du flux électrique sera, dans le
cas actuel, que le circuit métallique de très petite surface (car il peut
n'avoir ici qu'un seul point de contact avec la peau) verra s'accumuler
sur son parcours une grande quantité de flux électrique, ce que l'on
traduit, en langage physique, en disant que la *densité* du courant
augmente à ce niveau, avec tous les effets physiques et chimiques pro-
portionnels qui en sont la conséquence. Plus de doute maintenant sur
les causes de la production de chaleur, de rougeur et d'eschare, au point
de contact intempestif de l'électrode métallique avec la peau ; c'est ce
qui montre combien une erreur d'exécution, si petite qu'elle soit, est grosse
de conséquences qui peuvent compromettre tout le succès opératoire.

Pour donner à la terre l'épaisseur uniforme et voulue, il y a un moyen
très simple, c'est de la préparer comme les briquetiers font leurs briques
en terre. Il suffit d'avoir un *cadre rectangulaire en bois ou métallique*,
d'une hauteur de côté de 1 centimètre 1/2 environ ; on applique dessus
une couche de tarlatane, préalablement mouillée ; on tasse ensuite dedans
la terre, suffisamment ramollie, et avec un instrument quelconque, à
surface plane, on supprime de la terre tout ce qui dépasse le cadre ; on
soulève alors la tarlatane, et le cadre se détache ainsi de la brique de
terre, qui a exactement la forme et la contenance du cadre générateur.

4° Il faut que la terre ait *assez de surface* pour occuper tout le ventre
et diminuer ainsi au maximum la menace d'eschare, par la diminution

proportionnelle de la densité du courant. Une plaque rectangulaire de 30 à 40 *centimètres sur* 20 suffit en général. .

5° Avant d'appliquer la terre, il faut bien s'assurer, d'abord, qu'elle est très humide et puis qu'elle *transsude uniformément à travers la tarlatane;* il faut exercer sur la face qui doit être en contact avec la peau une légère pression, avec frottement, à l'aide de la main ou de l'index, pour que tout de suite la terre émerge, à travers les fenêtres de la tarlatane qui pénètre alors dedans et s'en imprègne uniformément (1).

6° La prise du courant au niveau de la terre, ou mieux son contact avec le réophore qui va à la pile, se fera ainsi : on aura une *large plaque métallique* soudée au réophore, de 5 à 10 centimètres de côté environ, que l'on juxtaposera sur la face supérieure de la terre, avec une légère pression, pour l'y enfoncer modérément, dans le but de mieux assurer tous les contacts.

E. — Les Réophores.

Il ne reste plus à s'occuper que des réophores ou des cordons qui servent, l'un, à véhiculer le courant de la pile à la sonde utérine, et l'autre, de l'autre pôle de la batterie à la terre glaise. Ces cordons, en général, formés de plusieurs fils métalliques, juxtaposés et recouverts de soie ou de caoutchouc, doivent être assez *souples* pour ne pas être gênants, et assez *résistants*, d'un autre côté, pour ne pas se laisser facilement rompre. C'est leur rupture, en effet, qui est l'accident vulgaire, qui arrive presque toujours inopinément, contre lequel je dois vous mettre en garde ; elle passe inaperçue parce qu'elle est masquée par l'enveloppe de soie ou de caoutchouc qui recouvre le fil. Il faut savoir à quel endroit elle se produit le plus fréquemment ; c'est au point de contact du fil avec la cheville qui fixe le réophore, soit à la plaque métallique qui est sur la terre, soit à l'hystéromètre ; c'est à ce niveau, où le fil se trouve entortillé et subit des pressions ou des tiraillements, qu'il finit par se rompre le plus souvent, entraînant à sa suite des inconvénients qui peuvent être graves. Supposons, en effet, que la rupture se fasse en pleine séance, au milieu du débit électrique le plus intense, il y aura immédiatement un

---

(1) On comprendra facilement les motifs pour lesquels la tarlatane, qui sèche vite et est par elle-même un corps mauvais conducteur, doit toujours être imbibée de terre très molle ; c'est pour éviter l'addition de résistances inutiles dont j'ai fait suffisamment ressortir tous les inconvénients.

choc proportionnel, ressenti douloureusement par la malade qui, non seulement se plaindra, mais qui pourra faire un déplacement brusque et se blesser au contact de la sonde utérine. Il faut donc savoir éviter toute faute opératoire, et l'on devra examiner toujours les fils avant de commencer une opération : le meilleur moyen c'est de s'assurer qu'ils conduisent bien, et il suffit pour cela, avec une seule pile, de fermer le circuit sur lui-même, successivement avec chaque fil; si le courant passe bien, cela prouve que le fil est intact; sinon il faut le remplacer.

II

TECHNIQUE OPÉRATOIRE.

Après cette introduction physique, instrumentale, obligatoire, qui constitue, pour ainsi dire, quoique très brève la *matière médicale* de ce nouveau médicament, il importe maintenant de décrire minutieusement la *technique opératoire*. L'intervention ne saurait en effet porter tous ses fruits qu'à la condition expresse d'être exécutée rigoureusement, comme je le conseille, sans s'écarter un seul instant des règles que je vais fixer. — Tout le succès est à ce prix.

Nous allons suivre l'opération dans l'ordre chronologique des manœuvres qu'elle comporte.

A. — SOINS PRÉPARATOIRES.

1° Il faut avant tout, et ceci est de la première importance, faire de la *bonne et parfaite antisepsie*. — Ainsi l'opérateur devra *laver* soigneusement ses mains avec une solution antiseptique, *phéniquée* ou au *sublimé*, et n'opérer que dans un milieu favorable et parfaitement *aseptique*.

2° On examinera rapidement *si tous les couples de la batterie* fonctionnent bien, pour éviter toute interruption du courant pendant la séance. — Il suffit pour cela de fermer le circuit sur lui-même, et d'y faire entrer successivement tous les couples *un par un;* la déviation de la boussole, qui sert ici de *galvanoscope*, décèlera immédiatement le passage du courant et par suite l'intégrité totale de la pile qui est en action. — Dans le cas contraire, s'il n'y a pas de déviation, on ira à la recherche du corps du délit en procédant de la périphérie au centre, et l'on reconnaîtra bien vite le siège de l'interruption qui peut tenir : soit à une rupture de l'un des rhéophores, soit à une lésion curable du collecteur (vis desserrée — manette qui n'appuie pas suffisamment sur un des boutons de prise du courant — bouton trop oxydé pour laisser passer librement le courant) — soit à ce que l'un des fils qui réunit les piles en tension est rompu ou disjoint, soit à une infirmité de la pile elle-même (usure complète, — manque d'eau, — zinc en mauvais état, etc.).

Cela fait, on corrigera, si on le peut séance tenante, la cause de l'interruption (1) et on placera ensuite les manettes du collecteur, toutes deux, sur le zéro, pour être prêt de là à entrer en action. — Je dis, manettes au pluriel, parce que je suppose, comme c'est le cas habituel, qu'on a toujours une batterie, munie d'un *collecteur double*, qui permet de prendre les éléments *un par un, au commencement, au milieu ou à la fin.* — Je m'explique : il faut d'abord qu'on puisse prendre les éléments *un par un*, pour rendre l'opération la plus supportable possible; si on avait en effet une batterie montée 2 *par* 2, ou 4 *par* 4, on comprend combien serait *vive* et *brusque* la transition d'un numéro à l'autre et quelle conséquence cela pourrait avoir. Il est un principe initial qu'il faudra toujours avoir présent à l'esprit, et qui devrait être gravé dans la pensée de tous les *gynécologues,* le voici : *l'utérus supporte tout, à une condition double, c'est qu'on fasse d'abord de la bonne antisepsie, et puis qu'on ne le brusque jamais.*

Ainsi il supportera un courant qui passe pour être *effroyablement intense,* pourvu qu'on ne lui inflige qu'une dose *progressivement croissante, sans choc,* ni *secousse.*

Le seul moyen de ne pas violer cette règle est de posséder un collecteur qui permette de débiter le courant *couple par couple.*

On pourrait toutefois, étant donné un collecteur, associé 2 par 2 ou 4 par 4, tourner la difficulté et arriver à la même insensibilité opératoire,

---

(1) Au lieu d'avoir une interruption dans la batterie, que constate l'immobilité de l'aiguille, on peut avoir un simple affaiblissement de sa déviation, ce qui prouvera que le, ou les couples correspondants, sont seulement affaiblis et sur le point d'être plus ou moins usés; ils fonctionnent mal et ne donnent qu'un très faible débit; il faudra dans ce dernier cas, si on le peut, corriger immédiatement cette imperfection, en remplaçant les éléments mauvais par des neufs; — si l'on veut aller plus vite, on peut se contenter pour le moment, avant toute réparation, de ne faire travailler que la portion de la batter'e *saine,* antérieure ou postérieure à celle qui est en souffrance.

en usant d'un *réostat médical* que l'on intercale dans le circuit. Cette résistance additionnelle a pour but de constituer une *première barrière*, de grandeur variable, au passage du courant, et, comme conséquence, de rendre *plus tolérables et moins brusques* les transitions qui seraient trop grandes sans cela.

Ainsi, avec un collecteur divisé de *un à un*, la malade supporte bien la différence d'un couple à l'autre; il y a toujours choc, il est vrai, mais il est réduit au minimum; si le collecteur au contraire est divisé 2 par 2, 3 par 3, ou même 4 par 4, le choc grandit avec cette transition et la malade se trouve dans la situation de celui qui descend ou monte facilement un escalier, marche par marche, mais qui, lorsqu'il doit doubler ou tripler les marches, voit grandir les difficultés. L'introduction du réostat adoucit les transitions et sert, pour matérialiser le phénomène et le rendre palpable, de *plan incliné*, qui rend *la chute moins brusque et plus douce ;* au lieu d'avoir un choc vertical et violent, on descend une pente plus longue qui diminue la *force vive* de la chute.

Le seul inconvénient du réostat, c'est d'exiger un plus grand nombre de couples en service; car, si tout à l'heure, avant l'introduction de cette résistance additionnelle, 20 éléments, par exemple, étaient suffisants, il en faudra maintenant, un nombre variable, supplémentaire, et proportionnel à la grandeur des unités de résistance (appelées *ohms*) intercalées. — D'ordinaire de 2 *à* 500 ohms de résistance sont largement suffisants pour *amortir le choc*. — deux wagons de chemins de fer ne peuvent se toucher sans avoir, préalablement, vaincu la résistance des tampons protecteurs qui adoucissent la collision ; de même ici, le courant, qui avant d'arriver à la peau aura à traverser 500 ohms, verra son *énergie atténuée*, et c'est pour combler ce *déficit* qu'il faudra ajouter un plus grand nombre d'éléments.

Le collecteur double aura de plus l'avantage de permettre de se servir *d'une fraction quelconque* de la batterie à l'exclusion du reste.

Si le début était usé par exemple, ou s'il y avait une interruption qu'on ne puisse corriger, séance tenante, on n'aurait qu'à utiliser le *milieu* ou la *fin*, et dans ce but, au lieu de placer les deux manettes sur zéro, on les mettrait sur le *chiffre supérieur* a celui du dernier couple que l'on ne veut ou ne peut intéresser.

3° Le *galvanomètre* sera aussi l'objet d'une attention spéciale. On s'assurera que l'aiguille oscille dans tous les sens, sans buter, et qu'elle est parfaitement suspendue. Deux dispositions sont également possibles pour le *galvanomètre* : ou il est fixé au meuble qui contient la batterie, ou il est indépendant et intercalé en un point quelconque du circuit, au gré de l'opérateur.

4° *La batterie, le collecteur et le galvanomètre une fois vérifiés*, on les mettra à proximité du lit ou du fauteuil d'opération, pour que sans déplacement, d'un côté la main puisse s'étendre et faire mouvoir facilement le collecteur, et de l'autre pour pouvoir *voir* et *suivre* facilement, pendant toute l'opération, les oscillations du galvanomètre. — On orientera l'aiguille, ou mieux, on tournera le cadre multiplicateur jusqu'à ce que le zéro de la boussole coïncide immédiatement avec l'aiguille.

5° On *flambera l'hystéromètre* et on le plongera tout entier, avec le manche, dans une solution forte, phéniquée, pour s'assurer de sa parfaite *asepsie*.

On fixera la longueur de l'intervention intra-utérine, en dégainant la sonde de son manche, suivant la longueur probable ou connue de l'utérus. On introduira sur la sonde le manchon, isolateur du vagin, en *celluloïde*.

6° On fixera les *réophores*, ou mieux, un seul réophore tout d'abord, à la plaque métallique qui est juxtaposée sur la terre.

7° On verra si la terre est dans les conditions d'humidité, de grandeur voulue, et surtout si elle humecte bien et complètement la tarlatane.

B. — PRÉLIMINAIRES.

1° *La femme*. — On lui fera, avant de commencer, d'une façon brève et paternelle, toutes les recommandations qui sont nécessaires au succès de l'intervention; on préviendra toute émotion, surtout si la femme est nerveuse, en l'assurant que l'opération est *inoffensive* et *parfaitement supportable*. Il est nécessaire de ne jamais commencer, surtout la *première fois*, avant d'obtenir un acquiescement complet pour amener la résolution totale et éviter tout mouvement qui pourrait être nuisible ou dangereux. On lui fera *quitter son corset et dégrafer ses jupons*, pour que la respiration soit plus libre et plus facile, et que le ventre puisse être mis à *nu en entier*.

Si on opère dans son cabinet, elle devra monter sur le fauteuil à spéculum. Si on la soigne chez elle, elle devra se mettre en travers du lit, les pieds reposant sur deux chaises, en ayant bien soin, dans l'un et l'autre cas, *de faire déborder fortement le siège*, pour donner toute liberté possible à la main qui introduit et fixe la sonde intra-utérine.

Une fois placée, la femme se tiendra dans une *immobilité absolue* et on lui renouvellera que, *quoi qu'il arrive, elle ne doit pas bouger*, et que sur un signe de sa part, si elle le réclame, on pourra interrompre l'opération ; elle sera ainsi plus rassurée, elle respirera plus aisément et facilitera toutes les manœuvres d'introduction de la sonde.

Il sera bon et utile de faire à la femme avant le toucher et toute manœuvre opératoire une injection vaginale antiseptique de *sublimé* au 1/1000° ou au 1/2000° ; elle exercera une action préventive et curative tout à la fois dans le cas où il y aurait à craindre le transport de produits septiques du vagin dans l'utérus.

2° *La terre glaise*. — On juxtaposera rapidement le gâteau sur le ventre, au dessus du pubis, en dehors des poils, après avoir prévenu la malade qu'il est toujours *froid*, mais que ce sentiment désagréable va disparaître aussitôt. On le couvrira d'un *linge sec*, d'une serviette pliée, par exemple, sur laquelle on placera les deux mains *ouvertes* de la malade (1), *côte à côte*, pour qu'elle exerce elle-même une pression légère et étendue sur la terre afin de rendre plus uniforme et plus complète sa *coaptation* avec la peau.

On n'appliquera jamais la terre sur la peau sans avoir préalablement constaté que l'épiderme est *sain* et qu'il n'y a ni *bouton*, ni *écorchure*, ni *plaie quelconque, si petite qu'elle soit*. C'est par ces endroits là, en effet, si l'on n'y prend garde, que le courant, trouvant la porte mieux ouverte, entrera le plus facilement, et alors, en vertu de la loi que j'ai formulée à propos du contact de l'électrode métallique, il sera plus dense en tous les points où l'épiderme sera éraillé et par suite y accumulera son action de *présence* (*chaleur* et menace d'*eschare*). Si on a trouvé une érosion si infime qu'elle soit, il faut avant tout la boucher, soit avec du *collodion*, soit avec du *papier*, en un mot à l'aide d'un corps mauvais conducteur, pour empêcher le courant de pénétrer à travers cette effraction de l'épiderme.

3° *La sonde*. — Son introduction dans l'utérus est le temps le plus important qui exige *le plus de soins et d'habileté*.

Une grande partie du succès opératoire réside dans sa bonne exécution.

Je ne saurais entrer maintenant dans tous les détails techniques qui doivent régler l'usage de *l'hystérométrie*, renvoyant le lecteur à la lec-

---

(1) Je décris ici la technique opératoire dans laquelle aucun aide n'intervient, et où le médecin peut suffire à tout, avec le concours de l'opérée elle-même.

ture des livres spéciaux et notamment à celui que je prépare dans ce but. Qu'il me suffise aujourd'hui de synthétiser la manœuvre, en disant et en répétant qu'une *douceur extrême* doit constamment présider à son exé- cution. Jamais l'hystéromètrie, car ici c'est d'une véritable *hystérométrie thérapeutique* qu'il s'agit, ne doit être faite avec la moindre violence. — A toute menace de résistance, si petite qu'elle soit, il faut savoir *s'arrêter*, reculer au besoin, pour recommencer ensuite ; — la cavité utérine doit montrer pour ainsi dire son chemin à l'opérateur, qui doit se laisser conduire.

Je repousse l'emploi du spéculum pour bien faire l'hystérométrie et être sûr qu'elle est complète : je n'en donnerai qu'une raison qui me paraît être au-dessus de toute contestation. — Si, pour écrire, on tient toujours le porte-plume le plus près possible de la plume ou du bec, c'est pour donner à l'écriture plus d'assurance et de fermeté ; c'est pour que la main qui tient la plume soit plus rapprochée du papier, ou de la résistance sur laquelle cheminera la plume. — Comparez ainsi deux écritures, l'une qui serait faite en tenant le porte-plume par le bout du manche, et l'autre le plus près possible du bec, et la comparaison ne saurait être douteuse en faveur de cette dernière.

De même pour l'introduction et la fixation de la sonde : la recherche qu'il faut faire, les résistances qu'il faut vaincre, le chemin qu'il faut parcourir, tout cela sera d'autant mieux exécuté, que la main conductrice sera le plus près possible du bec de l'instrument. Avec le spéculum, la main tient forcément l'instrument par le bout du manche, et ne peut s'en écarter. Sans spéculum, la main conductrice *se dédouble*, pour ainsi dire, ou mieux, on invoque le secours des deux mains. La gauche, par exemple, tient et fixe le manche, en lui imprimant un léger mouvement de propul- sion en avant. — L'autre main a son index introduit dans le vagin et adjacent à la lèvre postérieure du col, appliqué contre la sonde, la sui- vant et la guidant au besoin dans tous ses mouvements de latéralité ou de progression, la redressant et corrigeant sa course quand il le faut.

Or, cet index vaginal, le plus rapproché possible du bec de la sonde, est la vraie main efficace dans la pratique de l'hystérométrie ; c'est lui qui nous fait en partie sentir, ce qu'il serait sans cela si difficile de savoir, que la sonde est arrivée *au bout de sa course* et qu'elle bute exactement contre le fond de l'utérus. — Eh bien, je le demande, de même que dans l'écriture, peut-on discuter les mérites respectifs de chaque procédé ? La réponse ne saurait être douteuse et l'hystérométrie faite sans spéculum est de beaucoup la plus sûre, la plus complète et la plus inoffensive.

Il sera quelquefois nécessaire de faire précéder l'hystérométrie d'une injection intra-utérine préalable, antiseptique, identique à l'injection vaginale, qui, à côté de son action topique, aura le double avantage d'exonérer la cavité utérine des produits de sécrétion ou de mortification des opérations antérieures, et de permettre ainsi au courant d'attaquer plus uniformément et plus énergiquement la muqueuse sous-jacente.

4° Une fois la sonde *bien introduite*, et *totalement introduite*, on s'assurera que le vagin est bien garanti par le manchon isolateur en *celluloïde*, et pour cela il doit affleurer au col et déborder d'autre part la vulve. — Pendant l'opération on ne devra pas se départir de ce soin, car si elle devenait tout d'un coup et brusquement douloureuse, on constatera le plus souvent que c'est par défaut de surveillance du manchon, qui a glissé en avant, et qui ne garantit plus suffisamment le vagin dans son entier.

5° On fixera ensuite le réophore à *l'excitateur intra-utérin*, assez solidement pour qu'il ne se détache pas pendant la séance, et qu'il ne donne pas lieu ainsi à un choc résultant de l'interruption du courant. — Le mouvement de fixation devra être fait par une *torsion légère* de la cheville (qui est à l'extrémité du fil conducteur), dans le trou ménagé dans le manche de la sonde. — On ne devra pas y apporter une trop grande force pour ne pas déplacer l'instrument dans l'utérus et faire du traumatisme par compression.

C. — L'OPÉRATION PROPREMENT DITE.

Tout étant prêt pour commencer, il y a lieu de diviser l'opération elle-même en trois *stades*; ce sont : le *début*, le *milieu* et la *fin*.

1° Le *Début*. — A) Il ne faudra commencer à débiter le courant que lorsque toute douleur, toute sensibilité résultant du passage de la sonde, auront totalement disparu. — Quelques secondes d'attente sont quelquefois nécessaires dans cette intention.

B) Cela fait, la main qui fixe la sonde ne bougera plus; pour lui donner plus de sécurité il est préférable de laisser dans le vagin l'index conducteur, ou, si on se croit assez sûr de soi, on tient la sonde par le manche, et la face dorsale de la main restera appuyée contre la face interne de la cuisse correspondante de la malade.

c) L'œil se tournera vers la boussole pour voir la réponse qu'elle va faire au passage du courant, et ne perdra pas de vue non plus la physionomie de la malade qui l'avertira de toutes les sensations qu'elle va éprouver.

D) La main restée libre se placera sur la manette du collecteur qui, selon la volonté de l'opérateur, doit correspondre au pôle positif; car la caractéristique du pôle positif est d'appartenir à la manette qui voyage ou qui est sur le chiffre le plus élevé, tandis que la manette qui reste fixe, et est sur zéro, ou sur le chiffre inférieur à celui de la manette qui voyage, appartient au pôle négatif d'après le mode de construction adopté par Gaiffe.

E) On commencera alors *lentement, très lentement,* à débiter les couples, surtout si c'est la première opération que l'on fait et si la malade ne vous est pas connue; on ira d'abord à *vingt ou trente milliampères.* On montera ensuite à *cinquante*; on aura ainsi gagné, ce qui est très important, la confiance de la malade qui constatera, le plus souvent spontanément, que l'électricité ne fait pas grand mal; on arrivera ensuite à 70, 80, 100 *milliampères* et il sera bon, la première fois, de s'en tenir souvent à ce chiffre maximum.

F) Ce qui s'impose donc, C'EST DE NE JAMAIS TROP FAIRE SOUFFRIR LES PATIENTES ET DE NE LEUR INFLIGER QU'UNE DOULEUR TOLÉRABLE. VOILA LE VRAI CRITÉRIUM QUI DOIT FIXER ET LIMITER LE DOSAGE. — Il variera forcément avec chaque malade et chaque maladie, mais il ne saurait être douteux pour moi que le succès opératoire tient à la bonne exécution de cette formule. Un utérus qui a été trop douloureusement impressionné, menace, en effet, de voir grandir son inflammation préexistante, et surtout celle de sa périphérie, s'il en existe; c'est pour cela que je recommande expressément, d'abord, de n'appliquer le courant que *lentement et progressivement,* à DOSES RÉFRACTÉES pour ainsi dire, et puis, d'interroger sagement les réponses des malades pour être éclairé sur l'intensité qu'elles sont capables de supporter.

2° La *Période d'état.* — A) Généralement quelques secondes suffisent pour appliquer à l'utérus, dans une opération courante, le maximum de la dose voulue; mais chez les femmes très nerveuses, très hystériques, et surtout lorsqu'on intervient pour la première fois, il faudra savoir attendre une, ou au besoin deux minutes, pour arriver à rendre tolérable la dose maxima.

b) Le sommet qu'on atteindra sera généralement de *cent milliampères* à la première séance ; dans les autres on tâchera de l'élever à 150, et même 200. On pourra à la rigueur, lorsque des cas sérieux l'exigeront, atteindre 250. Le chiffre maximum une fois obtenu, variable, je le répète, suivant le *temps* et suivant la *malade*, on le conservera, au même niveau, pendant une dûrée qui oscillera, elle-même, entre 5 *et* 10 *minutes* et dont la moyenne sera de 5 *minutes*.

c) Les variations qui peuvent survenir dans le dosage et la durée de l'opération sont justifiées par ce fait : c'est que d'abord toutes les femmes ne supportent pas également bien l'électricité, et qu'ensuite elles réclament chacune, suivant la *gravité* et *l'ancienneté* de la lésion. une intensité différente : Aussi y aura-t-il intérêt, en présence d'un cas très rebelle, *très hémorrhagique* par exemple, avec *endométrite fongueuse très caractérisée*, à la prolonger jusqu'au maximum possible de tolérance qui pourra aller jusqu'à 10 minutes ; chez d'autres malades, au contraire, très hystériques, très névropathes, si facilement énervées de la moindre douleur, une séance de 3 à 4 minutes sera seule tolérée.

d) Il y a une précaution importante qu'il faut prendre pendant la séance et qui concerne le mode de fixation de la sonde ; il importe de tenir *toute la portion intra-utérine* toujours appliquée contre une paroi utérine et, autant que possible, de la mettre successivement en contact avec chacune d'elles : antérieure, postérieure et latérale, pour disséminer et égaliser ainsi l'action caustique et la rendre la plus efficace qu'on le pourra.

e) Ce qu'il importe de savoir, c'est de connaître les oscillations que peut subir l'aiguille dans cette période d'état, lorsque le nombre des piles en service reste constant. Chez certaines malades, à peau très résistante, on ne devra pas être surpris de voir la déviation de l'aiguille grandir encore, témoin de l'intensité électrique ou du débit qui augmente, parce que le courant traverse mieux l'épiderme qui a mis un certain temps pour se ramollir et se laisser pénétrer. Une fois arrivée au sommet de sa course, l'aiguille ne bouge généralement plus, ou du moins à un faible degré, et atteste ainsi, par sa fixité plus ou moins grande, que le courant, une fois son cours bien constitué, circule d'une façon presque continue et identique à lui-même.

3° La *Fin*. — a) Les mêmes précautions que je viens de conseiller pour appliquer le courant doivent être aussi rigoureusement suivies pour le suspendre. *Il faudra cesser d'une façon progressive, couple par couple, et jamais brusquement, pour éviter tout choc et toute contraction douloureuse consécutive de l'utérus ou de la paroi abdominale.*

B) Quand faudra-t-il finir la séance ? Je viens de dire que deux facteurs devaient être pris en sérieuse considération : *Le but à atteindre et la sensibilité du sujet.*

Quel sera alors le *critérium* qui guidera le praticien ? Si la femme tolère bien et supporte le courant sans se plaindre, la durée, suivant le but thérapeutique à viser, sera de 5 à 8 minutes et au besoin 10. Si elle ne tolère pas, se plaint fortement, menace de remuer et de s'agiter, il faudra savoir s'arrêter. Tout le tact du médecin consistera à ne pas prêter l'oreille à des plaintes puériles, mais on ne saurait pêcher en sens contraire. Continuer une opération trop douloureuse serait s'exposer à de sérieux mécomptes, aussi je vous engage à diminuer alors la dose pour la rendre plus tolérable, et si, même très atténuée, la femme se plaint toujours, il faudra tout suspendre. Il y a tout lieu de croire que la prochaine séance sera mieux tolérée, soit que l'émotion d'un premier début soit moins forte, soit que l'utérus lui-même soit moins irritable.

c) Si la même intolérance se manifestait aux séances suivantes, il y aurait lieu d'en incriminer soit une *phlegmasie péri-utérine méconnue*, devant laquelle il faudrait savoir s'arrêter, soit une *susceptibilité utérine extraordinaire*, comme je l'ai vu chez certaines hystériques, rares il est vrai, qui ont limité d'office mon intervention à des doses variant alors entre 30 et 50 milliampères.

D) Une fois la manette du collecteur revenue à zéro, on constate un retour parallèle de l'aiguille qui, arrivée au zéro, le dépasse un peu en sens contraire, ce qui a lieu d'étonner *à priori* le médecin peu au courant des effets physiques de l'électricité. Or, voici le pourquoi : Toute application de courant continu crée au niveau du point de contact des électrodes avec la surface attaquée ou électrolysée, une *polarité électrique*, ou une *pile dite secondaire* dont le courant est en sens inverse du courant primaire, ou principal, qui vient de cesser. Il s'ensuit que, lorsqu'on termine une opération, quand les deux manettes sont revenues à zéro, chiffre qui précède le bouton dit du *repos*, et qu'il n'y a, par conséquent, aucun couple dans le circuit resté toutefois encore fermé, la pile secondaire, créée par le passage du courant, au niveau du point de contact des électrodes avec le corps humain, entre à son tour en fonction et donne naissance à une nouvelle déviation de l'aiguille en

Apostoli. 3

sens inverse de la première ; déviation éphémère, il est vrai, et, de peu d'intensité, mais suffisante pour provoquer chez la malade une sensibilité nouvelle spéciale, différente de celle du début ou du milieu de l'opération, et assez grande pour lui faire dire quelquefois au médecin qui vient d'avertir qu'il arrête : « *Mais vous recommencez donc ?* »

E) On retirera très délicatement la sonde intra-utérine *sans brusquerie* et *avec beaucoup de lenteur* (1). On enlèvera ensuite la terre et on essuiera le ventre mouillé de la malade.

F) On lavera encore le vagin avec la même solution antiseptique et on laissera à demeure un tampon de *gaze iodoformé* — il sera destiné à viser un double but : d'abord, à continuer l'antiseptie dans l'intervalle des séances et puis de constituer dans une certaine mesure un *impédimenta* au coït, ce qui est de la plus grande utilité.

D. — APRÈS L'OPÉRATION.

Les recommandations que l'on doit faire à la malade qui vient d'être soignée, sont de la plus extrême importance, car de leur bonne exécution dépend souvent l'avenir de la médication.

A) Si on veut que le traitement porte tous ses fruits, il faudra absolument que l'opérée se repose, *allongée*, un temps variable, de *une* à *plusieurs heures ;* en moyenne une à deux sont suffisantes.

Si l'opération a été faite dans le cabinet du médecin, la malade ne devra rejoindre son domicile que le plus tard possible, alors que les coliques qui succèdent à la cautérisation auront en partie disparu. Elle évitera toute fatigue, tout mouvement brusque, et on ne saurait trop lui répéter que l'oubli de ces recommandations peut l'exposer à une inflammation grave (telle qu'une *périmétrite*) avec tout son cortège de plus grands ennuis.

B) On devra toujours prévenir la malade des coliques qu'elle devra généralement éprouver après l'opération, *coliques utérines*, dont l'intensité variera avec chaque sujet, et qui sont le plus souvent proportion-

---

(1) Si la pile dont on se sert est le modèle portatif de *Chardin*, au bisulfate de mercure, on n'oubliera pas, à la fin de l'opération, de décharger l'appareil ; cela veut dire qu'on séparera du liquide actif le zinc et le charbon (pour empêcher l'usure rapide de se produire), manœuvre qu'on exécute en tournant une vis, ce qui permet à la tige qui supporte le plateau porteur des couples de descendre et, par suite, de couper net toute action chimique.

nelles à l'intensité de l'opération qu'elle vient de subir ; c'est ainsi que la *période post-opératoire* est souvent beaucoup *plus douloureuse* que l'opération elle-même. La femme ne devra avoir aucune surprise ; aussi faudra-t-il l'initier à tout ce qui pourra survenir.

c) On l'informera qu'un *écoulement sanguin* pourra apparaître dans la soirée, comme conséquence de ce qu'elle vient de subir, écoulement généralement peu sérieux et qui s'arrête spontanément par le repos, sans aucun traitement.

D) Les jours suivants, elle pourra avoir aussi un *écoulement séro-purulent* qui sera sous la dépendance de la même cautérisation, et qui · n'exigera que des injections vaginales antiseptiques matin et soir.

E) Tout *coït* le soir et le lendemain sera formellement interdit ; il sera même bon de faire suspendre toute relation conjugale pendant toute la durée du traitement pour que si une grossesse survenait à l'insu de l'opérateur, elle ne fût pas suivie d'un avortement presque fatal.

F) Tous les malaises quelconques que l'on pourra sentir sont en général tolérables, et le repos est, sans contredit, le meilleur moyen de les atténuer ; ils disparaissent spontanément le soir même ou, le plus souvent, le lendemain. On pourra toutefois conseiller l'application dans quelques cas ou la sensibilité sera trop grande, de larges cataplasmes émollients sur le ventre, qui atténueront dans une certaine mesure la douleur qui succède à l'opération.

III

CONSIDÉRATIONS GÉNÉRALES

L'opération étant ainsi mise à la portée de tout gynécologue, il importe de la faire suivre de quelques considérations générales qui ont aussi leur importance.

A.— JUSTIFICATION DE MA MÉTHODE ET DE SON SIÈGE INTRA-UTÉRIN.

On pouvait se demander *à priori*, comme on l'a déjà fait à propos du fibrome, s'il est vraiment utile de pénétrer dans la cavité utérine pour obtenir le maximum d'effet thérapeutique et si l'intervention ne serait pas aussi efficace en n'intéressant pas directement la muqueuse utérine ; la méthode gagnerait ainsi en vulgarisation et en sécurité, car elle serait beaucoup plus facile, et tout danger possible s'évanouirait de ce fait. Oui, certes, ce serait là l'idéal : introduire. un pôle dans le vagin, le fixer contre le col par exemple, fermer le circuit sur le ventre ou ailleurs et faire passer un courant très peu intense, à dose presque homéopathique, pour ainsi dire, dont l'effet curatif serait tout aussi favorable. Quelques médecins ont tenté cette médication dans le fibrome, guidés par une trop prudente réserve ou une grande inexpérience; j'ai moi-même contrôlé les résultats ainsi obtenus, et je n'ai pas tardé à m'apercevoir que, de même que dans le fibrome (1), l'intervention électrique intra-utérine devenait ici obligatoire, pour les raisons suivantes qui peuvent se résumer dans ces formules :

1° *Traiter la muqueuse utérine toujours malade ;*

2° *Faire de la bonne antiseptie intra-utérine ;*

3° *Etablir un exutoire de dérivation intra-utérin qui doit aider énergiquement à la résorption des exsudats ;*

4° *Permettre d'utiliser les propriétés inhérentes à chaque pôle, en appliquant le pôle positif aux formes hémorrhagiques ou ulcératives, et le pôle négatif dans les autres cas ;*

5° *Mettre à profit toute l'action locale* (GALVANO-CHIMIQUE) *et générale* (TROPHIQUE) *du courant ;*

6° *Permettre au courant de traverser sûrement l'utérus dans sa totalité.*

Je justifie ces propositions.

La classification la plus judicieuse que l'on ait faite jusqu'à présent de la métrite ou de l'inflammation utérine est celle qui se base sur la prépondérance variable des lésions du parenchyme ou de la muqueuse : d'où les noms, d'un côté, de MÉTRITE INTERNE, MUQUEUSE, CATARRHALE, ou d'ENDOMÉTRITE, et de l'autre côté, de MÉTRITE PARENCHYMATEUSE OU INTERSTITIELLE.

a) Dans le premier cas, les lésions de la muqueuse sont criantes; elles absorbent à juste titre l'attention du clinicien et fixent l'œil de l'anatomopathologiste. Rien de plus naturel, dans cette première catégorie, que

---

(1) L'application intra-*cavitaire*, qui intéresse la muqueuse utérine, n'est toutefois pas constamment obligatoire dans la cure du *fibrome* et il y a quelquefois avantage à lui substituer la galvano-*puncture* qui localise *dans le parenchyme même* l'action caustique et dénutritive comme je l'ai démontré dans une communication récente faite à la *Société de médecine de Paris* (séance du 13 novembre 1886). *Note lue sur la galvano-puncture, chimique, négative et vaginale, dans certains fibromes utérins.*

d'agir directement sur cette muqueuse, atteinte de processus inflammatoires divers. Rien de plus obligatoire que d'établir dans la cavité intra-utérine une parfaite antiseptie curative et préventive à la fois. Rien de plus légitime que de la détruire plus ou moins rapidement en créant de ce fait, au sein de la cavité utérine, un exutoire et un foyer de dérivation salutaires. Aussi, de tous les côtés et avec juste raison, la thérapeutique gynécologique intra-utérine s'affirme de plus en plus, se substituant presque intégralement à l'ancienne médication extérieure du col utérin que nous a léguée l'école de 1840, et les nombreux succès qu'elle obtient sont un plaidoyer suffisant qui peut se passer de commentaires.

C'est pour la systématiser et la régulariser que j'ai proposé la cautérisation galvano-chimique intra-utérine qui a toujours donné, entre mes mains, des résultats rapides et constants, et qui, opposée au traitement chirurgical actuellement en vigueur, tel que la CURETTE ou l'INJECTION LIQUIDE, offre les avantages suivants que je recommande à l'attention de tous les cliniciens :

1° Méthode FACILE que tous les gynécologues peuvent exécuter seuls et sans aide ;

2° Méthode DOSABLE mathématiquement, qui cautérise peu ou beaucoup, suivant la volonté de l'opérateur et se prête merveilleusement à une graduation simple et précise ;

3° CAUTÉRISATION PROGRESSIVE qui n'est JAMAIS INSTANTANÉE et qui peut être administrée à DOSES RÉFRACTÉES, qui s'accumulent au gré du médecin ;

4° Cautérisation ACTIVE qui peut, si on le désire, dépasser les limites de la muqueuse et dont on peut graduer facilement l'étendue et la profondeur ;

5° Unit à l'ACTION GALVANOCHIMIQUE, contemporaine du passage du courant, et semblable, suivant le pôle actif, à celle des acides ou à celle des bases, une ACTION (1) TROPHIQUE, posthume, suivie d'un processus de

---

(1) C'est bien *l'action trophique* entrevue, mais non définie encore par tous les électrothérapeutes, qui constitue *l'individualité propre* à cette médication et lui assure une suprématie qui ira en s'accentuant à mesure que le courant sera employé, comme je l'ai conseillé le premier, à très haute dose. La *cautérisation* proprement dite, en effet, est absolument similaire à celle des acides ou des bases, et ne justifierait nullement, à elle seule, l'emploi d'un outillage qui réclame une technique et une instruction spéciales. Cette cautérisation est, on peut le dire, le *premier acte* d'un enchaînement de processus thérapeutiques dont le *dernier acte* est le plus important

régression et de désintégration certaine qui a pour témoignage l'action similaire sur les fibromes;

· 6° Procédé RAPIDE qui donne toute facilité, suivant l'intensité de la cautérisation qui est ce qu'on la veut, d'agir avec une vitesse variable suivant les cas ;

7° INNOCUITÉ ABSOLUE de la médication faite sans brutalité et d'une façon antiseptique, en raison de son *absence d'instantanéité* qui est au contraire le propre des procédés chirurgicaux en vigueur;

8° LOCALISATION POSSIBLE dans le cas où on ne voudrait intéresser qu'un département limité de la muqueuse utérine ;

9° Arme à double tranchant qui, suivant le pôle qui agit, peut produire des effets différents qui se résument dans une action locale HÉMOSTATIQUE OU CONGESTIONNANTE;

10° Cautérisation *antiseptique* par excellence grâce à l'énergie du courant chimique employé (1);

---

et le plus décisif. Dans toute application de courant de pile nous avons en effet à considérer deux choses : les *pôles et le circuit interpolaire*

C'est aux *pôles*, ou aux points d'entrée et de sortie du courant de l'économie que le courant va manifester ses effets *immédiats, visibles, et mesurables* ; s'il cautérise c'est là, en effet, aux points touchés que nous constaterons l'eschare, différente aux deux pôles, différente suivant l'intensité totale électrique dépensée, et différente anssi (nulle ou maxima) suivant les artifices que nous emploierons pour augmenter ou diminuer la surface ou mieux la *densité* de tel ou tel électrode.

Cette cautérisation ou cette action *galvano-chimique* est-elle tout, et la portion du corps interposé, ou intermédiaire aux points d'entrée et de sortie du courant de l'économie, reste-t-elle indifférente et à l'abri de toute action supplémentaire ? non, assurément, et c'est là surtout qu'éclate *l'influence maîtresse* du courant de pile. Quelle que soit l'hypothèse adoptée (sur laquelle je n'ai pas à me prononcer en ce moment) c'est dans le courant interpolaire que se manifestent des effets que l'œil ne saurait percevoir immédiatement, comme pour les pôles, mais dont nous ne tardons pas à constater l'influence éloignée. C'est à ces effets que s'applique surtout le mot *trophique* parce que le courant a la propriété de corriger, dans une certaine mesure, toute *pervertion nutritive par défaut ou par excès* ; qu'il s'agisse d'une *atrophie* ou d'une *hypertrophie*, le courant sera entre des mains exercées, en variant le dosage et l'action polaire, un stimulant de premier ordre qui tendra à rétablir l'équilibre partout où il est perverti ; qu'il s'agisse d'une *hyperplasie ganglionnaire*, d'une *atrophie musculaire*, d'une *fluxion localisée* (dont *l'orchite*, par exemple, nous fournit un cas type) etc., etc. Dans tous ces faits, que nous pourrions multiplier à l'infini, nous trouverons dans le courant continu un auxiliaire de premier ordre, dans lequel la pathologie nerveuse puisera son action thérapeutique la plus réelle et la plus efficace.

(1) Je me propose de donner prochainement la preuve expérimentale de ce fait basé sur des recherches, que je poursuis depuis quelques années, sur l'action similaire que le courant exerce contre certains *virus*.

11º Opération *peu ou pas douloureuse* et qui ne réclame pas généralement l'emploi du chloroforme (1).

Toutes ces considérations suffisent, ce me semble, à assurer amplement la prépondérance à mon traitement en légitimant *sa plus grande efficacité*.

Nous avons, de plus, tout intérêt à le localiser *tout entier dans l'utérus*, pour assurer au courant son *maximum d'effet*, pour avoir la certitude physique que tout l'organe est intéressé, puisqu'il est totalement en souffrance, ce qui n'arriverait certes pas si on se bornait à une simple application extérieure au col utérin.

C'est ainsi que rien ne se perd, que rien ne s'égare du flux électrique dans des dérivations intempestives qui pourraient fermer le circuit (si le pôle actif était autrement placé et loin de la cavité utérine), par des chemins détournés et loin du corps de l'utérus.

C'est pour ce même motif intra-utérin que nous créons dans l'utérus, au centre même de l'organe malade, un foyer de dérivation (analogue à ce que fait un vésicatoire ou un cautère) qui ne s'éteint pas avec la cessation du courant, mais qui lui survit au contraire pendant un temps plus ou moins long, en transformant en une action lente, continue et de longue haleine les chocs temporaires que le passage du courant a imprimés à l'utérus.

b) Restait la question de la *métrite interstitielle* ou *parenchymateuse chronique*, justiciable aussi, à mon avis, du même procédé.

Voici en effet ce que nous apprend l'anatomie pathologique. « On admet (2) deux périodes distinctes dans le développement de la métrite parenchymateuse chronique : une *première période ou période d'infiltration* et une *seconde phase ou phase d'induration*. La première se caractérise par la congestion et l'hypertrophie de tout l'organe. Le tissu utérin est mou, gorgé de sucs, rougeâtre, et laisse écouler une quantité considérable de sang. *La muqueuse est épaissie et revêt parfois le*

---

(1) Le médecin a, en effet, le pouvoir et le devoir de rendre cette opération toujours tolérable en proportionnant la dose à la susceptibilité individuelle ou morbide du sujet. Je n'ai jamais eu besoin de recourir à l'anesthésie, sauf dans certaines *galvano-ponctures utérines* ou *péri-utérines* qui ont été faites dans un tout autre but. (*De la galvano-poncture chimique en gynécologie*. 1er mémoire lu à la Société de médecine de Paris le 9 octobre 1886. — Voir *Union médicale* des 16 et 19 octobre 1886. — *De la galvano-poncture chimique vaginale et négative dans certains fibromes* utérins. 1re variété : opération de nécessité. 2º mémoire lu à la même société, le 13 novembre 1886.)

(2) Voir le traité pratique de Gynécologie, par M. de *Sinety*. — 2º édition — Paris. Octave Doin, 1884, p. 413 et 415.

même aspect que dans la métrite interne : en effet, nous n'avons jamais vu les deux formes, parenchymateuse et muqueuse, absolument isolées l'une de l'autre. »

Les indications thérapeutiques de cette *première période* ou *période de congestion* resteront donc ici identiques avec celles de la métrite muqueuse proprement dite, à part les modifications de pôle ou d'intensité sur lesquelles nous insisterons plus loin. '

Nous arrivons maintenant à la *deuxième période* « dans laquelle les tissus (2) de nouvelle formation se rétractent et se transforment en tissus cicatriciels : les vaisseaux sont détruits et le tissu conjonctif jeune et succulent devient dur et fibrillaire ; l'utérus devient ainsi plus petit, et quand on pratique la coupe de l'organe on voit que le tissu est dur, presque cartilagineux, criant sous le scapel, pâle, induré et anémié. » C'est alors que nous pouvons dire encore avec C. SCHRŒDER (page 101) « que la métrite chronique devient toujours une maladie de longue durée, qui met absolument à bout la patience de la malade et du médecin ; si elle n'est pas mortelle par elle- même, elle précipite du moins le terme fatal par les troubles de nutrition auxquels elle donne lieu. Il arrive aussi qu'elle peut devenir dangereuse et même mortelle par les hémorrhagies qu'elle occasionne ou par l'extension de l'inflammation à la séreuse péritonéale. Pour n'être que très rarement mortelle, cette maladie n'en empoisonne pas moins l'existence. Elle ne disparaît jamais d'elle-même, du moins pas avant un âge avancé. Elle résiste énergiquement à tous les traitements. Scanzoni prétend ne l'avoir jamais vu guérir. Et en effet, le retour complet de l'organe à son état primitif ne s'observe jamais.»

Si à côté de ces témoignages si compétents, qui trouvent leur reflet dans tous les livres classiques, nous examinons maintenant le flot des médications qui ont été conseillées, tour à tour louées et abandonnées, nous voyons qu'elles viennent ajouter un appoint nouveau à la gravité du pronostic. Toutes, ou presque toutes les tentatives qu'on à faites sont *extérieures* : — tantôt ce sont les émissions sanguines locales, — tantôt ce sont les irrigations chaudes ou froides ; — ici le massage est conseillé, — là l'hydrothérapie ; — d'un côté c'est la médication générale qui règne en souveraine ; — de l'autre ce sont les révulsifs locaux

---

(1) *Carl Schrœder.* Maladies des organes génitaux de la femme. — 6e édition traduite en français. — Paris, G. Carré, 1886, p. 97.

de toutes sortes, depuis les cautérisations du col de mille manières différentes, jusqu'à son amputation, et malgré tout cela le pronostic reste grave, la thérapeutique incertaine, le plus souvent nulle, ainsi qu'en témoignent et les malades et les médecins.

Eh bien ! ici encore, j'apporte un « sursum corda » qui a très rarement trompé mes espérances. Je conseille toujours la même médication destinée à activer les échanges nutritifs, à précipiter la résorption des vieilles exsudations, en faisant appel à une circulation supplémentaire ; le même médicament qui, tout à l'heure, triomphait de la congestion vasculaire des périodes jeunes de la maladie, sera destinée maintenant (grâce à un changement de pôle dont nous parlerons plus loin) à provoquer des hyperhémies vasculaires, à combattre l'anémie et à favoriser la formation de nouveaux vaisseaux destinés à refaire une nouvelle irrigation sanguine.

Tout cela prouve, une fois de plus, qu'on a beau invoquer en gynécologie l'influence de l'état général ou diathésique, il est possible qu'il réclame une médication à part ou additionnelle, mais le *clou* de la cure sera toujours un traitement local, intra-utérin ou interstitiel, d'une lésion vraiment locale, qui ne guérira ou ne sera soulagée qn'à ce prix, et cela d'autant plus vite et d'une façon plus parfaite que ce traitement sera plus énergique et plus profond.

La thérapeutique intra-utérine, une fois justifiée, il s'agit maintenant, pour compléter mon plaidoyer, de légitimer toute l'étendue de son application. En gynécologie, me dira-t-on, on a fait des classifications plus ou moins vraies, qui séparent la métrite en MÉTRITE DU COL et en MÉTRITE DU CORPS, se caractérisant l'une et l'autre par une symptomatologie souvent spéciale. Pourquoi, ajoutera-t-on, cautériser dans ce cas *toute la muqueuse* et ne pas tenir compte des localisations possibles de l'inflammation, qui peut rester longtemps cantonnée à l'entrée de l'utérus, ou gagner de proche en proche la profondeur ? Théoriquement, cela peut être quelquefois juste, et l'on peut, dans les formes jeunes surtout, concevoir une marche envahissante de l'affection dont la première étape est le col. Mais combien la clinique diffère le plus souvent de ces formes nettes, cycliques, que la faiblesse de notre esprit conçoit et applique partout ! Combien la maladie diffère du livre, en nous montrant que les formes subintrantes sont le plus souvent la règle. « Quand l'utérus est atteint de métrite, dit avec beaucoup de raison DE SINETY (1), le

____

(1) Loco citato, p. 371.

plus ordinairement tout l'organe est malade, la muqueuse aussi bien que les tissus qu'elle recouvre, LE CORPS COMME LE COL, souvent même le revêtement péritonéal. Néanmoins, il n'est pas douteux que les lésions puissent, dans certains cas, sans se limiter dans le sens précis du mot, à la muqueuse ou au parenchyme, à la cavité du corps ou à celle du col, prédominer sur un de ces points, et, selon ces prédominances, les symptômes cliniques diffèrent. »

On pourra donc, dans quelques cas rares, très rares, se limiter à une intervention unique sur le col, le seul supposé malade, sans intéresser le corps, et dans ce but on n'enfoncera la sonde que jusqu'au niveau de l'orifice interne. Mais combien est fugace le *criterium* qui doit limiter ainsi notre intervention, celui que tous les livres dits classiques, établissent d'après la nature et la consistance de l'écoulement entre la métrite du col et celle du corps. Qui peut dire que l'orifice interne établit une barrière infranchissable entre ces deux cavités? Qui peut dire qu'elles ont une autonomie propre et distincte et que la circulation et l'innervation commune ne créent pas les liens de solidarité physiologiques et pathologiques? Dans le doute, ne vaut-il pas mieux, comme dans un incendie, dépasser les limites du mal, intéresser quand même la muqueuse totale, supposée (le plus souvent à tort) en partie saine, pour être plus sûr du résultat thérapeutique et pour exercer une action préventive contre l'envahissement prochain de l'inflammation qui, tôt ou tard, ne tarde pas à gagner la cavité du corps, si elle ne le fait d'emblée comme le pensent des esprits très autorisés à l'opinion desquels je me range.

Ainsi donc, ma thérapeutique *totale* intra-utérine se justifie, car elle est le plus souvent, sinon toujours, réclamée par la diffusion même initiale de l'inflammation ; elle est destinée de plus à exercer une action PRÉVENTIVE des plus favorables dans le cas où son action curative ne serait pas toujours anatomiquement justifiée.

En résumé, en raison de la parfaite innocuité de mon opération, je laisse aux timides et aux dogmatiques la cautérisation isolée du col, pour ne préconiser au double titre CURATIF et PRÉVENTIF que l'intervention qui s'adresse à tout l'utérus et qui atteint toute la muqueuse. Exceptionnellement, en présence d'une HYSTÉROMÉTRIE COMPLÈTE TRÈS DIFFICILE A FAIRE, je conseille la cautérisation unique du col, sous la réserve absolue que, si elle n'est pas suivie d'un succès rapide, elle rendra obligatoire, à brève échéance et dès qu'elle sera possible, l'intervention totale, seule curable dans la plupart des cas.

B. — Nature de l'opération.

Mon opération est destinée à mettre en œuvre l'action *chimique* et *trophique* de l'électricité élevée à sa plus haute expression médicale.

Je fais une *galvanocaustique chimique* ou une *chimicaustie*, comme dit avec juste raison *A. Tripier*, et appelée communément à tort une électrolyse (1). Je fais passer un courant à dose suffisante pour pro-

-----

(1) Il importe de bien différencier *l'électrolyse* de la *galvanocaustique chimique*. *L'électrolyse* est inséparable de toute application du courant continu au corps humain, qui renferme des substances, essentiellement décomposables (dites *électrolites*, en langage physique). Elle consiste dans la décomposition de l'eau, des sels, etc. , c'est l'opération vulgaire des cours de physique, dans lesquels on décompose de l'eau, dans un voltamètre, faisant émerger les gaz oxygène et hydrogène, chacun, dans une éprouvette différente. Mais, comme toute décomposition de sels amène forcément la mise en liberté des acides d'un côté, et des bases de l'autre (les acides au pôle positif et les bases au pôle négatif), à côté de cette action première, inévitable dans l'emploi du courant continu, et dite avec raison, *électrolytique*, nous aurons alors une action hiérarchiquement seconde, qui sera due à la mise en liberté des acides et des bases, et aux cautérisations respectives qu'ils produisent sur les tissus en présence desquelles ils se trouvent; nous aurons, en un mot, une *galvanocaustique chimique*, soit *positive* soit *négative*. L'action électrolytique est donc toute *analytique*, et prépare l'action caustique subséquente qui est plutôt *synthétique*. Tandis que le mot électrolyse ne préjuge rien de l'action finale produite, celui de galvanocaustique chimique suivi de l'adjectif, positif ou négatif, rend admirablement compte du but poursuivi et atteint; c'est donc le seul rationnel dans le cas actuel.

Il importe, de plus, de bien différencier la *galvano-caustique chimique* de la *galvano-caustique thermique*.

Cette dernière utilise l'action thermique d'un courant intense, qui porte au rouge un fil, ou un couteau de platine (en vertu de leur résistance plus grande que le reste du circuit). Cette chaleur développée en un point restreint (platine ou charbon) est identique à celle d'un cautère ordinaire chauffé au feu et porté au rouge, et n'en diffère que par un moindre rayonnement; elle présente sur ce dernier l'avantage de pouvoir, à volonté, allumer ou éteindre instantanément le cautère électrique, de pouvoir, en conséquence, l'appliquer froid, le localiser librement dans une cavité et d'avoir la faculté de le rendre instantanément brûlant. La portion du corps atteinte par le cautère et brûlée subit, il est vrai, une action similaire à celle du cautère dit actuel porté à la même température, et le courant électrique n'intervient ici que comme véhicule spécial et commode de chaleur. Ce qu'il importe de savoir surtout, c'est que le courant se ferme sur le cautère lui-même et que les régions voisines au point brûlé ne sont nullement atteintes par un courant quelconque.

Toute différente est l'action produite par la *galvano-caustique chimique*.

C'est d'abord une cautérisation absolument chimique qui n'emprunte ses effets immédiats qu'aux acides ou alcalis qui sont le produit de l'électrolyse. Voilà pour l'action terminale ou polaire.

Quant à la portion du corps interposée entre les deux pôles, si petite qu'elle soit,

duire une cautérisation énergique, aux points d'entrée et de sortie du courant de l'économie. J'utilise la seule eschare intra-utérine et j'apporte tous mes soins, comme je l'ai dit à propos de la terre glaise, pour éviter l'autre eschare, en diffusant le courant sur une vaste étendue, en diminuant sa densité, et par suite en réduisant au minimum, au niveau de la peau, son action de présence. On a ainsi en main une arme, tranchant différemment par chacune de ses faces, dont l'action générale a une certaine similitude, mais dont l'action de présence, locale ou extemporanée, est dissemblable suivant le pôle qui intervient.

D'un côté, c'est le *pôle positif*, directement *coagulant* ou *hémostatique* où s'accumulent les acides ;

De l'autre, c'est le *pôle négatif, diffluent* au contraire où se précipitent les bases, et jouissant de toutes les propriétés chimiques de la potasse caustique par exemple.

1° Le PÔLE POSITIF sera donc le médicament tout indiqué de toutes les formes *ulcératives* et *hémorrhagiques* et puisera son effet dans une action double : la première, contemporaine du passage du courant, avec une puissance hémostatique manifeste qui sera fonction de l'intensité dépensée. La seconde, plus lointaine, et posthume au passage du courant, qui, grâce à la rétractilité des cicatrices positives et aux atrésies plus ou moins grandes consécutives, assurera un avenir durable à la médication en préservant la femme contre le retour éloigné des hémorrhagies.

Le pôle positif a donc, d'abord, une action immédiate de présence contre une hémorrhagie existante, qu'il peut et doit réprimer dans un bref délai ; en voici la preuve expérimentale qui rend vivante et indiscutable l'influence qu'on peut avoir, d'autre part, sur la muqueuse utérine :

Prenez un col gros, fongueux, ulcéré, facilement saignant ; découvrez-

---

elle est forcément traversée par le courant, puisque une portion variable du corps humain sert de point de contact et de trait d'union entre les deux pôles.

La différence essentielle et résumée qu'il y a donc entre les deux galvano-caustiques, chimique et thermique, la voici : le courant qui traverse le corps humain dans la chimique, lui reste extérieur ou étranger dans la thermique. Il y a plus : le corps humain lui-même fournit, dans la chimique, les éléments nécessaires à sa propre cautérisation ; c'est de son sein, en effet, que le courant extrait *les acides et les bases,* en les armant, pour ainsi dire, pour la cautérisation polaire ; — ils étaient latents, enfermés dans une combinaison, et le courant provoque leur genèse avec toute ses conséquences physiques et thérapeutiques.

D'un côté le corps humain est cautérisé calorifiquement, par un agent extérieur — et de l'autre il se cautérise lui-même chimiquement.

le au fond du spéculum ; faites sur lui une saignée locale et profonde à l'aide d'une épingle ou d'un bistouri — vous avez le pouvoir d'arrêter cette hémorrhagie dans un temps très court ; il suffit de se servir de mon *galvanocautère chimique bi-polaire* (1) qui me sert

---

(1) Voir thèse, L. Carlet, Paris, O. Doin, 1884, page 71. J'y mentionne simplement à la fin de mon mémoire, *sur un nouveau traitement électrique des fibromes de l'uterus*, qui y est annexé, et dans les termes suivants, la nouvelle méthode opératoire, exécutée (dès 1882) avec un premier modèle d'instrument qui est représenté dans les figures 2 et 3 suivant que le pôle central est positif ou négatif.

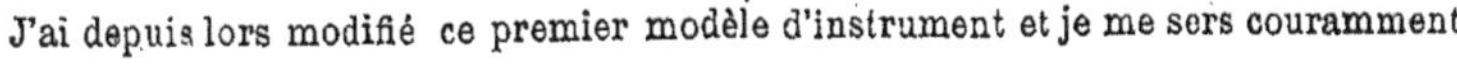

« Je dois aussi par anticipation, pour éclairer le lecteur, donner quelques détails sommaires sur quelques autres traitements électriques additionnels, différents de celui qui fait l'objet de ce mémoire, et appliqués à quelques-unes des malades mentionnées dans les observations qui suivent :

1° La *faradisation utérine*, dite *double* ou *bi-polaire*, etc., etc.

2° La *galvanocaustique chimique rapide et localisée au col de l'utérus*. Cette méthode, que je crois être le premier à avoir appliqué, consiste à cautériser les ulcérations profondes par une action électro-chimique, en grande partie positive ou négative, à très-haute dose, de 150 à 200 milliampères, et dans un temps très court de 2 à 10 secondes en moyenne. L'on peut, en effet, modifier l'instrument à pôle concentrique proposé par notre savant confrère le Dr Boudet de Paris, en le construisant en platine, de façon à le rendre inattaquable ; on peut de plus donner une surface inégale à chaque pôle, le central très petit, le périphérique, assez grand, de façon à faire prédominer en tant que surface la cautérisation périphérique, qui, suivant la volonté de l'opérateur, sera positive ou négative ; c'est ainsi que j'ai pu cautériser avantageusement depuis deux ans les ulcérations profondes du col et que je me propose, dans un mémoire prochain à ce sujet, d'étendre le problème, envisagé sous toutes ses faces, aux cautérisations révulsives ou curatives faites sur la peau, ou sur les surfaces ulcérées, en montrant les modifications diverses que doit prendre l'instrument suivant les nécessités de l'intervention. » (Mémoire présenté à l'Académie de médecine de Paris le 29 juillet 1884.)

J'ai depuis lors modifié ce premier modèle d'instrument et je me sers couramment

depuis quelques années pour les cautérisations des ulcérations du col utérin), qui se compose d'une boule conique en charbon de cornue à gaz, ou en platine, montée sur manche, à laquelle aboutissent les deux pôles, séparés l'un de l'autre par une lame isolante de gutta-percha : les deux pôles à surface identique, ainsi séparés par une distance de quelques millimètres, peuvent accumuler leur action dans un rayon limité et on peut alors étudier la valeur et la nature de leurs eschares respectives.

Une cautérisation pratiquée dans ces conditions sur une surface très hémorrhagique, avec une intensité de 200 milliampères et une durée moyenne de deux à trois minutes, donne les résultats suivants :

Les deux eschares diffèrent l'une de l'autre :

a) La *positive* sera *blanche, plus ou moins nacrée* et d'autant plus exsangue que l'application a été faite plus longtemps et à plus haute dose ;

b) L'eschare négative sera au contraire *violacée*, molle et diffluente,

---

du modèle représenté dans la figure 4, que je viens de faire présenter à l'Académie

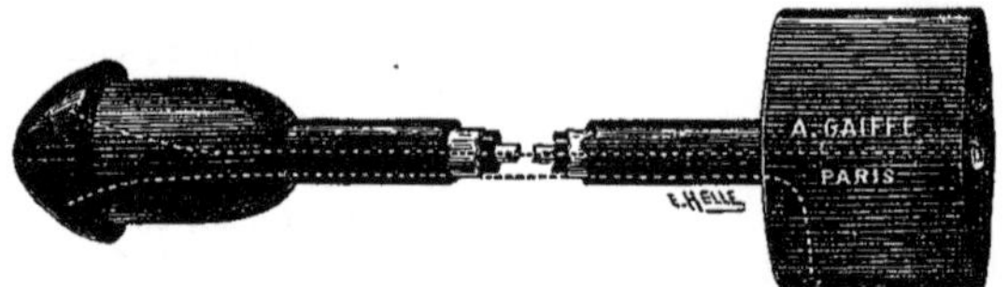

Fig. 4

de médecine dans la séance du 18 janvier 1887 (Voir la *Gazette des hôpitaux* du 20 janvier 1887), par M. le docteur Dujardin-Beaumetz, avec la note explicative ci-jointe :

Sur un nouvel excitateur bi-polaire.

Cet instrument se compose essentiellement :

1° D'une boule légèrement conique en charbon de cornue à gaz (elle pourrait être également en platine) à laquelle aboutissent, à travers un long manche, les deux pôles séparés l'un de l'autre par une lame isolante de gutta-percha ;

2° Les deux pôles ont une surface identique et ne sont séparés que par une distance de quelques millimètres.

Cet instrument a pour but :

a) De permettre de limiter en un point donné de la peau, ou d'une muqueuse, l'action d'un courant (qu'il soit de pile ou faradique) ;

b) D'utiliser tout le courant qui circule à travers deux pôles de surface inattaquable;

c) De favoriser la vulgarisation (en modifiant au besoin l'étendue et la surface des pôles) de la pratique de la *galvanocaustique chimique, rapide et localisée,* appliquée, soit au traitement des *ulcères* rebelles (*utérins, cutanés* ou *autres*), soit à produire des dérivations plus ou moins rapides (suivant le courant et l'intensité utilisés).

à coloration plus ou moins foncée, et l'hémorrhagie sera peu ou point arrêtée à son niveau.

Mais à côté de cette action puissante et certaine parce qu'elle est physique, il y a une action éloignée, préventive et curative à la fois, qui est le produit d'une perte de substance et d'une cicatrice ultérieure qui, anatomiquement parlant, ressemble aux cicatrices provoquées par un acide puissant, et exerce ainsi une action finale sur la lumière des vaisseaux pour s'opposer aux hémorrhagies ultérieures.

Le pôle positif est donc, entre mes mains, le médicament *immédiat et éloigné des formes congestives ou hémorrhagiques de la métrite ou de l'endométrite*, qu'il arrêtera, comme nous venons de le voir pour les hémorrhagies artificielles du col.

En disant *immédiat*, je dois toutefois mentionner quelques restrictions ; il peut arriver en effet que cette action ne soit pas toujours aussi nette ni aussi rapide que dans l'exemple expérimental que je viens de citer ; cela peut tenir à plusieurs causes : soit à un courant trop faible ou de trop courte durée, — soit au retour de l'hémorrhagie sous l'influence de de la marche, de la fatigue, ou du coït surtout. J'opère en effet sur des malades qui ne restent pas alitées et qui marchent peu de temps après avoir été opérées ; je suis tenu de plus à une certaine réserve dans le traitement, eu égard à l'état social de mes malades de clinique, par exemple, qui sont obligées de travailler ; j'agis dans ce cas avec plus de lenteur et de circonspection ; je mets en un mot de trois à cinq séances en moyenne pour obtenir un effet, qu'une seule opération à très haute dose et longtemps continuée pourrait me donner, si je n'étais lié par des considérations d'ordre physique et moral ; mon devoir en effet est tout tracé. Je ne puis, d'un côté, trop faire souffrir mes malades et, de l'autre, je dois me borner, tout en les soignant, à ne pas les condamner au lit et à permettre à la grande masse d'entre elles de continuer leur vie journalière, ce qui ne pourrait avoir lieu si la réaction devenait trop douloureuse sous l'influence d'une trop forte dose.

Je dois ajouter encore, pour vous mettre en garde contre certaines réponses cliniques prématurées qui pourraient vous induire en erreur, que l'arrêt définitif des hémorrhagies par le pôle positif peut non seulement se faire quelquefois attendre, mais qu'il se rapproche aussi parfois du pôle négatif, en paraissant au début augmenter dans quelques cas, rares il est vrai, les métrorrhagies ; en voici les raisons toutes mécaniques.

a) L'hystérométrie, plus ou moins bien faite, peut provoquer le retour d'une perte antérieure par un traumatisme intra-utérin au moment de l'entrée ou de la sortie de la sonde ;

b) La chute des premières eschares, lorsque le tissu cicatriciel n'est pas encore assez résistant, peut également favoriser un rappel d'effusion sanguine. Il faut se garder de se décourager et surtout de porter un jugement précité sur l'effet final ; on doit persévérer quand même, et on ne tardera pas à obtenir le succès que j'ai toujours constaté.

S'il se fait quelquefois attendre encore cela peut tenir, en outre, à l'intolérance de certaines malades qui limitent involontairement notre intervention : *Intolérance diathésique*, si j'ose m'exprimer ainsi, comme chez certaines hystériques, qui ne tolèrent que des doses moyennes, insuffisantes pour produire et obtenir un effet rapide. — *Intolérance inflammatoire*, liée à ce que la périphérie utérine est malade, du fait d'une *périmétrite* ou d'un *phlegmon* quelconque, entravant d'une façon plus puissante encore, surtout dans les formes aiguës, toute intervention énergique.

Je puis affirmer qu'en dehors de ces cas particuliers assez rares, en excluant aussi toutes les femmes qui ont spontanément interrompu trop tôt tout traitement en présence d'une amélioration passagère, chez toutes les autres malades, où le nombre et l'intensité des opérations ont été suffisants, l'hémorrhagie a toujours été arrêtée.

C'est en me basant sur les mêmes indications cliniques que j'applique le pôle positif au traitement d'un autre symptôme gênant, la *leucorrhée rebelle*. Or ici, je dois le déclarer, la réponse est moins immédiate que pour l'hémorrhagie ; souvent même au début, et quelquefois pendant le cours du traitement, un écoulement séro-purulent, effet de l'escharification intra-utérine, augmente la leucorrhée préexistante et la transforme même, pendant quelques jours, en une véritable hydrorrhée. Mais cet effet est tout temporaire et produit par le traitement lui-même surtout au début ; une fois qu'il est suspendu, tout rentre le plus souvent dans l'ordre normal, la cicatrice modifiant avantageusement la muqueuse utérine, au point d'atténuer, et quelquefois même de supprimer l'exsudation séreuse ou catarrhale de certaines malades.

2° Le POLE NÉGATIF s'adressera plutôt aux formes non hémorrhagiques, aussi je lui applique, en raison de son eschare, le nom de pôle *fluidifiant* ; il sera surtout le médicament de la *métrite chronique à sa deuxième période et de certaines formes d'endométrite*. Il constituera un vrai vésicatoire intra-utérin, qui se rapprochera de ce topique par son action stimulante et dérivative à la fois. Il provoquera souvent au début de son application, dans la *dysménorrhée* et dans certaines formes d'*aménorrhée*, soit un retour menstruel plus ou moins abondant, plus facile et moins douloureux, soit l'apparition de petites hémorrhagies supplémentaires, en général peu intenses, qui seront un moyen de dérivation des plus salutaires ; car, si telle femme souffre parce qu'elle perd trop, telle autre souffre aussi parce qu'elle ne perd pas assez.

En résumé, s'il me fallait qualifier chaque pôle par son action tangible et principale, je dirais : Si les deux pôles activent la régression et la dénutrition des hypertrophies utérines, liées aux *endométrites* et aux *métrites parenchymateuses congestives*, à côté de cette action générale se placent des indications particulières à chacun d'eux :

Le *pôle positif*, acide, décongestionnant, hémostatique au premier chef, est utile surtout dans les *formes hémorrhagiques*, *congestives*, ou *ulcératives ;* il combat et prévient la tendance à la vascularisation excessive et par le même processus devient le médicament éloigné des *leucorrhées rebelles*.

Le *pôle négatif*, basique, diffluent, peu ou pas hémostatique, est au contraire destiné à exciter les circulations languissantes, ou perverties, des formes anciennes, atrophiques, ou indurées de la métrite chronique, par un appel puissant fluxionnaire intra-utérin. C'est le médicament par excellence de la *métrite chronique indurée*, qu'elle se complique d'*aménorrhée* ou de *dysménorrhée*, et il s'adressera, avec un égal succès, aux autres processus inflammatoires dans lesquels l'hémorrhagie ne prédomine pas.

C. — Intensité de l'opération.

Persuadé que l'action que le courant continu exerce sur la nutrition d'une région donnée est, en général, *fonction de l'intensité dépensée et de la rapidité de ce débit*, ayant d'autre part le but avoué de produire une eschare intra-utérine, d'une énergie variable suivant la gravité du mal à combattre, et la réceptivité du sujet, je me suis attaché à élever le débit électrique au maximum qu'il soit possible d'atteindre médicalement, et tous mes efforts concentrés vers ce but ont cherché à le rendre tolérable. Je reste de plus convaincu (et je me propose d'en donner prochainement la preuve) que l'action *antiseptique* du courant de pile grandit avec l'intensité et que ce même courant,

Apostoli. 4

véhicule d'*action chimique et trophique* doit exercer à *haute dose, une antiseptie curative ou préventive* suivant les cas.

De même que pour le fibrome, mes prévisions théoriques concernant l'influence de l'intensité électrique utilisée ont été pleinement vérifiées par la clinique : — j'ai d'abord commencé par de petites intensités, qui étaient toutefois le maximum de la pratique médicale courante ; j'ai employé au début, il y a cinq ans, un courant de 40 à 50 milliampères et je n'ai pas tardé à me convaincre que généralement l'effet thérapeutique grandissait avec la hauteur du débit électrique ; — j'ai ainsi successivement et progressivement pu atteindre 100-150-200 et à la rigueur 250 milliampères.

Cette haute intensité, qui paraît colossale *a priori*, et que la peau ne tolérerait certes pas avec les anciens électrodes métalliques, recouverts de peau de chamois imbibée d'eau, j'ai indiqué le *moyen nouveau* de la faire supporter par l'*épiderme* avec un plein succès. Il ne reste plus que l'utérus (si ma technique est scrupuleusement observée) dont nous ayons à tenir compte ; — or, le plus souvent, et fort heureusement, sa tolérance dépasse toutes nos prévisions, et si l'intervention reste *aseptique et sans traumatisme*, nous pouvons hardiment lui appliquer sans crainte de très hautes intensités ; — voilà la réponse clinique à peu près constante (90 ou 95 fois sur 100) que j'ai constatée. — Restent quelques exceptions et quelles sont-elles ? Pour me résumer, toutes les fois que la périphérie utérine sera enflammée (que ce soit *périmétrite* — *paramétrite* — *pelvi-péritonite* — *salpingite* — etc., etc.), une intolérance relative se manifestera, qui grandira, d'un côté avec la hauteur du courant et de l'autre avec l'acuité de l'inflammation circum-utérine. Aussi, dans les périodes sub-aiguës (1), devons-nous forcément nous contenter de petites doses ; nous devons agir avec circonspection et *parcimonie*, sous peine de manquer notre but et de voir grandir l'inflammation préexistante. Mais dès que l'état aigu s'amendera, la tolérance de la malade augmentera et grandira proportionnellement.

A côté de cette première contre-indication aux hautes doses, vient se ranger une deuxième catégorie de malades qui sont souvent justiciables de la même réserve : ce sont *certaines* HYSTÉRIQUES dont la tolérance, ou mieux l'intolérance, varie on ne sait encore pour quel

---

(1) Il serait je crois inopportun, souvent même dangereux, d'intervenir dans les formes franchement aiguës par le courant continu ; — il faut alors savoir attendre et ne demander un apaisement relatif qu'aux applications méthodiques du courant faradique.

motif. Certaines femmes, en effet, le plus souvent manifestement hystériques, quoiqu'ayant une atmosphère péri-utérine parfaitement saine,
supportent mal d'emblée un courant intense ; chez certaines cette intolérance est quelquefois passagère et disparaît aux séances ultérieures ;
— chez d'autres elle est constante et un traitement de longue durée
ne saurait la modifier, comme je l'ai vu quelquefois.

Tout médecin qui serait oublieux de la recommandation que je fais
ici, de respecter ce modus vivendi et de ne pas le brusquer, courrait le
risque de compromettre son opération, qui pourrait devenir dangereuse
par des mouvements brusques, inconscients que fera la malade. Il
pourrait même provoquer une crise hystérique, dont il est inutile de
souligner les conséquences dans le cas actuel, étant donné qu'une sonde
est placée dans l'utérus. Je recommande donc expressément un redou-
blement de réserve, de douceur et de lenteur, surtout dans une première
application électrique.

Mais quelle devra être la règle de conduite du clinicien en présence
des fluctuations qu'engendrent les quelques exceptions que je viens de
mentionner ? Le témoignage de la malade sera notre guide le meilleur et
le plus sûr ; il faut que *toute opération soit* utérinement *tolérable*,
et qu'il ne soit accusé aucune douleur vive du côté de la matrice ;
s'il en est autrement, il faut toujours baisser, baisser encore l'intensité,
jusqu'à ce que la tolérance survienne, quitte à remonter ensuite ; il faut
avoir le sens clinique de ne tenir un compte sérieux que de la vraie
douleur utérine et non de la crainte d'une femme trop timorée. J'emploie à dessein le mot *douleur utérine*, pour bien la différencier, comme
le font du reste le plus souvent les malades, — de celle qui pourrait être
ressentie à l'autre pôle cutané, à l'épigastre le plus souvent, qui doit rester
le plus possible indifférent, — ou encore des coliques intestinales.

Pour tout concilier, et ne pas embarrasser le médecin dans le dédale
d'indications diverses, qui peuvent sembler contradictoires, voici com-
ment je procède : si j'opère une femme pour la première fois, je tâte
d'abord avec lenteur et prudence sa susceptibilité, surtout si j'ai affaire
à une hystérique avérée ou à un sujet atteint de phlegmasie péri-utérine ; je l'avertis préalablement que, quoi qu'il arrive, elle doit commu-
niquer toutes ses impressions, qu'elle ne doit nullement supporter un
courant trop douloureux et que j'arrêterai instantanément si elle le réclame ; cela fait, je parcours d'abord une première étape, qui va jusqu'à 50 milliampères — ou elle est bien tolérée, ou elle provoque de la

douleur ; — si elle provoque de la douleur, j'attends un instant pour voir si elle se calmera spontanément, et pour bien m'assurer que ce n'est pas le pôle cutané qui est en cause. Si, malgré cette attente, une vive sensibilité persiste, si la femme se plaint de souffrir de la sonde, sensation qu'elle localise souvent à la racine des grandes lèvres, on devra diminuer, diminuer encore, jusqu'à ce que survienne une tolérance absolue. Si au contraire la tolérance se manifeste d'emblée, le dosage n'aura alors d'autre limite, comme je le dis plus haut, que le but poursuivi, variable suivant tel ou tel cas, telle ou telle maladie.

Le médecin étant ainsi averti qu'il doit tenir un compte scrupuleux de toute *réaction nerveuse, ou douloureuse, trop vive* ne tardera pas à régler judicieusement sa conduite opératoire ; il verra grandir sa hardiesse avec le nombre des séances, étant sûr d'un côté de l'innocuité du procédé, et ayant l'assurance de l'autre que le terrain sur lequel il opère est propice aux hautes intensités.

A côté de cette question préliminaire d'opportunité de dosage opératoire, se place celle de *nécessité ;* s'il importe en effet de ne rien brusquer, il est aussi nécessaire souvent de guérir au plus vite ; or, comme l'action thérapeutique est fonction de l'intensité dépensée, il faudra proportionner, comme je l'ai dit, cette dernière au but à atteindre, à la gravité du mal, à son ancienneté. C'est l'hémorrhagie qui réclamera le plus souvent l'intervention la plus active et la plus rapide, et l'on ne devra pas oublier qu'il faudra cautériser avant tout, parce que tout découle en partie de cette action première.

S'il est facile d'obtenir cette cautérisation dans un utérus peu profond, où le pôle actif est forcément restreint et où par suite l'intensité électrique, se débitant sur une petite surface, a une densité assez grande, d'un autre côté, dans un grand utérus, à cavité très profonde, on est forcé de multiplier proportionnellement l'intensité pour avoir une action identique ; car ici, la densité électrique va forcément en décroissant avec la longueur de la sonde engagée. Si, en effet, la quantité *totale* de flux électrique, qui se débite à la surface d'un pôle, est indépendante de la grandeur de ce pôle, on ne doit pas ignorer toutefois que plus ce pôle sera restreint, plus l'action sera vive, plus le courant sera dense, tassé, ou concentré sur une petite surface ; plus il sera grand au contraire, moins grande sera aussi la cautérisation, par suite de la diminution de la densité du courant, raréfié pour ainsi dire, ou répandu sur une plus grande étendue. Pour combler ce déficit, on devra donner au débit électrique, toutes choses égales d'ailleurs, une intensité proportionnelle à la longueur de l'utérus.

D. — DURÉE DE L'OPÉRATION.

Le quatrième facteur qui intervient dans l'application du traitement est la durée de chaque opération. Ici, de même que pour l'intensité, la réponse ne saurait être uniforme; il y a un *minimum* et un *maximum*. Une application de une à deux minutes, à dose moyenne, serait souvent inefficace et, pour qu'elle fût utile, il la faudrait à très haute dose, ce qui serait ou dangereux ou intolérable; d'un autre côté, un maximum de quinze à vingt minutes pourrait être suivi d'accidents tenant à une eschare trop profonde et serait d'ailleurs quelquefois peu ou pas toléré par les malades.

Après bien des tâtonnements je suis arrivé à établir une moyenne qui oscille entre *cinq* et *dix* minutes, suivant la gravité du mal et la tolérance du sujet.

En général, comme j'ai le plus souvent à traiter des femmes qui retournent chez elles, une ou deux heures après avoir été soignées, j'ai adopté une moyenne de *cinq minutes* qui convient au plus grand nombre des cas; je dois toutefois faire une réserve importante, c'est que le mé--decin devra savoir dépasser cette moyenne lorsque les indications cliniques l'exigeront (une *hémorrhagie* grave par exemple ou une *endométrite fongueuse* rebelle) et que d'un autre côté, chez certains utérus très irritables par eux-mêmes ou par inflammation périphérique, il faudra savoir s'arrêter et suspendre prématurément une opération, surtout si c'est la première, à la moindre manifestation d'intolérance sérieuse de la part de la malade.

Mais voici une objection qui se présente naturellement à l'esprit et qui réclame une réponse : puisque l'action totale est fonction de l'intensité et de la durée, et est égale à leur produit, ne pourrait-on pas, pour rendre l'opération plus bénigne encore, si c'est possible, et, dans tous les cas, éteindre toute sensibilité opératoire, ne pourrait-on pas, dis-je, diminuer la dose, abaisser l'intensité à un chiffre de 30 à 40 milliampères, par exemple, et augmenter proportionnellement la durée de l'application, pour rendre toujours identique la somme électrique dépensée, et par suite égaliser les effets thérapeutiques ? Oui, sans doute, physiquement parlant, un courant de 30 milliampères pendant

20 minutes équivaut à un courant de 200 milliampères débités pendant
3 minutes, mais l'action physiologique et thérapeutique de ces deux
sommes ne saurait être comparable en raison de l'énergie variable de
chaque courant. De même un corps chauffé à 50 degrés centigrades
appliqué sur la peau, pendant 20 secondes, ne produira jamais le même
effet qu'un corps chauffé à 200 degrés, et appliqué pendant 5 secondes.
De même encore une fièvre intermittente rebelle ou pernicieuse qui est
coupée par une forte dose de sulfate de quinine, 1 gramme par exemple
pris en 24 heures, ne saurait être aussi avantageusement influencée par
20 centigrammes pris quotidiennement pendant cinq jours. Ce qui
revient à dire que, dans tout effet physique ou physiologique, il faut tenir
un grand compte non seulement de la force qui est en jeu, mais aussi de
sa vitesse et de l'énergie de son application.

E. — Nombre des opérations.

Autant les indications sont nettes et précises quand il s'agit de régler
le dosage électrique (intensité et durée) qui convient à tel ou tel cas et
qui se mesure, je le répète, d'après la tolérance du sujet et la gravité
de son mal, autant il est difficile de donner une règle de conduite
aussi exacte pour limiter le nombre des séances. Je vais toutefois essayer de dissiper tout équivoque en donnant les moyennes de ma pratique.

Puisque le cadre dans lequel se meuvent les affections qui nous occu-
pent est immense, variable avec chaque malade, avec l'âge, avec l'ancienneté de la lésion, — puisque nous nous trouvons, pour ainsi dire, en présence d'un vrai *Protée* pathologique, qui revêt des formes multiples, avec
une échelle mobile d'acuité, de localisation, etc., etc., nous aurons à
exercer notre sens clinique pour savoir deviner ce qui convient et tout
ce qui convient à tel ou tel utérus. C'est ici que la force thérapeutique,
que je préconise, devient merveilleuse par la souplesse avec laquelle
elle se soumet à tous nos désirs et à tous nos besoins. Nous avons
dans son application toute une vraie *gamme* d'intensité, et deux pôles
à action dissemblable, qui nous permettront de varier nos effets, de
les doser, de les proportionner au but à atteindre, de ne rien brusquer
chez telle femme et d'agir vite et énergiquement chez telle autre.
Voilà où éclate surtout la supériorité de l'électricité qui (grâce à nos
instruments modernes de précision) passe pour ainsi dire sur le plateau
de la balance avant de se localiser dans l'utérus. Or, nous avons le
loisir de disposer de cette même force soumise aussi souvent que le

réclament les circonstances, et c'est ici encore un de ses précieux attributs. Nous pouvons réitérer son application aussi longtemps qu'il le faudra.

Dans tel cas, jeune et facilement curable, de *trois* à *cinq* séances seront suffisantes ;

Dans tel autre cas, plus ancien et plus rebelle, *dix* à *quinze* seront nécessaires ;

Tel autre enfin exigera exceptionnellement de *vingt* à *trente* applications.

C'est la métrite chronique ancienne, à forme indurée, à circulation languissante ou pervertie, qui exigera surtout un traitement long et laborieux. A maladie chronique il faut un traitement chronique et nous serons trop heureux de voir, dans une affection réputée incurable, nos efforts souvent (je ne dis pas toujours) couronnés de succès.

Quel sera le criterium du nombre des séances qui devra guider notre pratique ? Il faudra d'un côté savoir interpréter les réponses cliniques que nous feront les malades, et de l'autre, puiser dans l'examen local des notions suffisantes pour nous éclairer.

Le traitement ne devra prendre fin que lorsque, d'une part, toute hémorrhagie, toute douleur, tout désordre auront cessé, et lorsque la malade se déclarera symptomatiquement guérie ; la menstruation aura repris son rhythme régulier et facile ; la marche sera aisée ; toutes les fonctions s'exécuteront bien. D'une autre part il faudra que nous ayons la confirmation anatomique de cet état clinique pour lequel la malade sera le meilleur juge ; il faudra que le toucher, aidé des autres moyens d'exploration, constate la disparition ou du moins l'atténuation de tous les désordres antérieurs ; car si cette maladie est curable *symptomatiquement* il faudra quelquefois nous déclarer satisfaits d'une *régression anatomique partielle* ; je ne me dissimule pas que de grandes difficultés peuvent s'élever sur la constatation de la nature de l'amélioration ou de la guérison ; il y a toutefois un moyen de contrôle excellent, en pareille matière, et qui souvent, je ne dis pas toujours, est sans appel, le voici : *Si tout déplacement utérin, si toute pression légère sur les parois utérines ne réveillent aucune sensibilité appréciable, il y a toute chance pour que cet organe se porte bien et pour déclarer la femme guérie.*

Le témoignage de la malade, je ne le cache pas, sera également pour nous d'un très grand poids, car que d'utérus ne voit-on pas, dont les femmes ne se plaignent que médiocrement et qui nous paraissent très malades, — et d'autre part, que de fois une lésion anatomique, en apparence petite, entraîne à sa suite un cortège de symptômes des plus aigus et des plus graves.

La malade aura de plus tout à gagner à ce que le traitement ne soit vraiment suspendu que quelque temps après qu'elle et son médecin auront eu à s'applaudir de la médication ; il y aura ainsi tout intérêt à parfaire une guérison, par quelques séances complémentaires, destinées à la terminer et à lui donner une assiette durable.

F. — MOMENT DES OPÉRATIONS.

Il y a lieu de se demander maintenant quel sera le moment favorable pour l'opération et dans quelle mesure les séances devront être rapprochées. Il est difficile de répondre d'un mot à cette question ; cela dépend avant tout de la maladie et de la malade ; telle métrite, à réaction torpide, sans grande douleur, sans hémorrhagie, ne hâtera pas notre intervention, qui pourra choisir ses heures, et attendre de préférence le milieu de l'époque inter-menstruelle ; telle autre, à forme inverse, à allure tapageuse, qui constitue même quelquefois un danger, exigera une action immédiate et rapide, et devra être soignée, fût-ce en pleine hémorrhagie, pour tâcher de l'arrêter.

Quel intervalle doit-on mettre entre chaque séance ? Après avoir successivement tout essayé, de très longs et très courts intervalles, je formulerai ainsi la règle qui guide ma pratique ; deux facteurs doivent être pris en considération : *la position sociale de la femme et le degré de son affection*.

Si la femme peut se reposer entre chaque séance, garder au besoin le lit le soir même de l'opération, la réaction post-opératoire est moins vive, moins douloureuse, et le traitement est plus efficace, s'il est plus fréquemment renouvelé, de *deux à trois fois par semaine* en moyenne.

Si la femme, au contraire, appartient à la classe ouvrière, comme celles de ma clinique, et si par suite le repos complet lui est interdit, le rapprochement des séances à court intervalle est plus difficile et plus pénible, car la réaction de la précédente peut souvent ne pas être éteinte le surlendemain ; on ne pourra alors généralement les soigner qu'*une à deux fois par semaine*.

D'un autre côté, la considération la plus importante dérive de l'état de maladie ; c'est lui qui doit être notre principal guide : tantôt, on se trouve en présence d'un cas grave, tel qu'une hémorrhagie, qui exige, pour obtenir une hémostase rapide, une intervention immédiate et répétée, fût-ce tous les jours, jusqu'à effet produit ;

Tantôt, au contraire, il y a tout intérêt de permettre à l'utérus de se restaurer lentement et sûrement par une stimulation douce, progressive et pas trop fréquente : tel est le cas lorsque la périphérie utérine est intéressée, et qu'il y a à craindre un réveil ou un accroissement de l'inflammation antérieure, si le traitement était trop énergique ou trop précipité ; en intervenant alors, ou *toutes les semaines*, ou *tous les dix jours*, on agit prudemment et efficacement ;

Tantôt l'endométrite ou la métrite est simple, avec une tolérance utérine complète, ce qui est la majorité des cas, qui exigent alors une intervention *de deux à trois fois par semaine.*

Comme corollaire de ces indications générales, j'ajouterai : étant donnée une affection utérine qui, au début, a nécessité un traitement quotidien ou tri-hebdomadaire, y a-t-il lieu de le continuer avec le même rapprochement jusqu'à guérison ? Je ne le crois pas ; les séances, précipitées au début, doivent progressivement s'espacer avec l'amélioration, pour n'avoir plus lieu, à la fin, que toutes les semaines ou tous les quinze jours.

G. — RÉPONSE AUX OBJECTIONS.

En créant ce traitement nouveau et hardi, je ne dois pas me dissimuler qu'il est de nature à soulever des objections multiples, plus ou moins spécieuses, auxquelles je vais répondre, par anticipation, pour déblayer le terrain, rassurer les timides et encourager ceux qui voudraient bien tenter cette même thérapeutique.

Pour donner plus de clarté à mon argumentation, je vais formuler, sous forme de propositions, chacune des principales objections que je puis prévoir en la faisant suivre de la réponse qui lui convient :

1° L'OPÉRATION EST D'UNE EXÉCUTION DIFFICILE. — Mon intervention n'étant qu'une sorte d'hystérométrie thérapeutique, puisqu'elle ne consiste que dans l'introduction d'une sonde, laissée un certain temps à demeure, qui servira de véhicule au courant, l'objection s'adresse tout entière à cette manœuvre opératoire. Or, sans vouloir nier les difficultés inhérentes à tel ou tel cas, je dirai, qu'en règle générale, et avec un peu d'habitude, l'hystérométrie est assez facile et que d'ailleurs elle forme le prélude obligatoire à toute pratique gynécologique, le diagnostic, en effet, repose sur le toucher préalable, suivi le plus souvent de l'hystérométrie.

Quant à la technique électrique elle-même, je crois que les explications détaillées dans lesquelles je suis entré, rendront cette opération accessible à tous et éclaireront toute difficulté inhérente à l'outillage électrique ou au manuel opératoire.

2° L'OPÉRATION EST UNE CAUSE DE STÉRILITÉ ULTÉRIEURE. — L'objection fût-elle vraie, n'aurait à mon avis qu'une importance relative qui ne saurait le plus souvent arrêter notre intervention; étant donné en effet que la maladie que je propose de combattre entraîne, *ipso facto*, souvent la stérilité — étant donné aussi que nous nous trouvons en présence d'une affection qui, littéralement, empoisonne souvent la vie de la malade, et vu l'échec très fréquent de tout traitement classique, ma pratique serait quand même justifiée. Heureusement ces craintes de stérilité sont en tous points exagérées, et cela pour deux motifs : j'ai d'abord la preuve matérielle qu'elle n'arrive pas forcément, puisque j'ai aujourd'hui des exemples multiples de grossesses survenues après une série de cautérisations galvano-chimiques intra-utérines. J'ai de plus le témoignage de tous les gynécologues qui font le râclage intra-utérin et qui affirment qu'il est compatible avec une grossesse ultérieure. Or, que fais-je, si ce n'est une sorte de râclage moléculaire galvano-chimique, moins brutal et plus progressif que le râclage chirurgical, et qui conduit, comme lui, à l'exfoliation de la muqueuse et à sa régénération.

3° L'OPÉRATION PEUT PROVOQUER UNE ATRÉSIE UTÉRINE AVEC UNE DYSMÉNORRHÉE CONSÉCUTIVE. — Il est possible, il est même assez fréquent de voir une atrésie plus ou moins complète, plus ou moins étendue du canal utéro-cervical survenir à la suite de nombreuses applications de galvano-caustique intra-utérine surtout *positive*; j'ai partagé moi-même au début les appréhensions que A. TRIPIER avait formulées à ce sujet, dans ses leçons cliniques sur les maladies des femmes (page 222); mais l'observation d'un grand nombre de malades n'a pas tardé à me convaincre que la dysménorrhée était loin d'être provoquée par les atrésies du canal, et qu'elle était le plus souvent un phénomène nerveux, réflexe et d'origine ovarienne; je me propose de démontrer bientôt la vérité clinique de ce fait par des exemples nombreux, qui seront d'autant plus probants que j'ai pu provoquer chez un très grand nombre de mes malades, opérées soit de métrite, soit de fibrome, des atrésies artificielles, qui n'ont nullement entraîné à leur suite un trouble menstruel douloureux quelconque.

4° CETTE OPÉRATION EST DANGEREUSE. — Cette objection, la plus capitale de toutes, est le reflet de nos mœurs gynécologiques contemporaines et surtout françaises ; toute notre thérapeutique a été en effet jusqu'à nos jours, à Paris, en grande partie extérieure et dirigée contre le col. C'est en France toutefois que le râclage utérin a pris naissance, — c'est un français, RÉCAMIER, qui l'a formulé le premier scientifiquement et c'est dans notre pays, plein d'idées neuves et originales, que la timidité, pour ne pas dire plus, ne tarde pas souvent à étouffer, qu'il est actuellement le moins pratiqué. Or, si mon opération était dangereuse, *a fortiori* le serait le râclage, plus brutal et plus instantané. Eh bien ! voici ce qu'en dit, au milieu de tant d'autres, un gynécologue autorisé entre tous, CARL SCHRŒDER (page 131 de son traité) : « *exécuté avec des précautions minutieuses d'antisepsie, ce procédé opératoire est sans danger. J'ai fait le râclage et l'irrigation des milliers de fois dans le cas d'endométrite chronique ;* une seule de mes malades a succombé à l'infection avant l'introduction des procédés antiseptiques. J'ai observé quelquefois des exacerbations de périmétrites existantes, *mais je n'ai, pour ainsi dire, jamais vu cette intervention opératoire donner lieu à des manifestations inflammatoires nouvelles.* » Remarquez, de plus, que le râclage est un procédé chirurgical, en général mal supporté, et qui, ajoute SCHRŒDER « produit, en règle générale, des douleurs tellement vives, qu'on fait bien, chez les femmes qui n'ont pas une énergie spéciale de volonté, d'administrer le chloroforme ».

En présence d'un pareil témoignage (qui concorde du reste avec celui de presque tous les gynécologistes étrangers), en faveur d'un procédé plus douloureux que le mien, car je n'ai jamais eu besoin d'endormir une seule de mes malades atteintes de métrite, que valent maintenant les objections concernant les dangers de ma méthode ? Rien, ou peu s'en faut. — De quel poids pourrait être en effet une objection, purement théorique, en présence de près de QUATRE MILLE *galvano-caustiques intra-utérines*, réparties sur plus de deux cents cinquante malades, que j'ai faites depuis cinq *ans*, tant dans la cure de la métrite que dans celle des fibromes, et cela avec la plus parfaite innocuité. — S'il y a eu des accidents (1) (que du reste je me suis empressé de publier), moi seul

____

(1) Voir l'*Union Médicale* des 16 et 19 octobre 1886.

en suis responsable et non la méthode; ils ne tiennent qu'à l'inexpérience obligatoire du début, qui m'a mis dans l'obligation de tout apprendre en creusant un chemin nouveau. Voici d'ailleurs le bilan sommaire des rares dangers possibles liés aux galvano-caustiques intra-utérines, qui se confondent avec ceux du cathétérisme lui-même, à propos duquel de Sinety (page 32, *loco citato*) s'exprime dans ces termes : « Beaucoup d'auteurs ont reproché au cathétérisme utérin de nombreux accidents imputables, nous le croyons, moins à l'instrument qu'à l'opérateur ; ce mode d'exploration n'a jamais amené, entre nos mains, aucun résultat fâcheux, et dans bien des cas, il nous a fourni de très utiles renseignements. »

Voici les accidents à craindre très sommairement formulés :

A). — *Grossesse méconnue et avortement.*

Ceci ne doit nullement incriminer la méthode mais bien le médecin, car s'il y a faute, elle lui est, le plus souvent, imputable ; — cela prouve qu'on doit redoubler de circonspection, et qu'on ne saurait s'entourer de trop de précautions dont les principales sont les suivantes :

Interdire toute relation conjugale pendant toute la durée du traitement ;

Commencer autant que possible la première opération après une menstruation ;

Pratiquer un examen multiple et attentif avant toute intervention.

B). — *Réveil de périmétrite existante.*

Cela peut arriver et tenir à plusieurs causes (1) où la *malade*, l'*opérateur*, et la *méthode* elle-même ont chacun leur part de responsabilité :

Du côté de la *méthode :* emploi trop intensif ou trop fréquent de la galvano-caustique ;

Du côté de l'*opérateur :* absence de précautions antiseptiques suffisantes ; — brutalité dans l'introduction ou la fixation de la sonde ;

Du côté de la *malade :* marche trop voisine de l'opération ; fatigue excessive ; — coït répété, avec introduction trop profonde du pénis.

C). — *Crises aiguës de péritonisme.*

Chez les femmes hystériques, à douleur ovarienne préexistante, il peut arriver qu'une opération, faite même à petites doses, provoque une crise de douleurs aiguës dans le ventre qui peut simuler, aux yeux de

---

(1) L'importance du sujet m'obligera à le discuter à fond dans un prochain mémoire.

celui qui n'a pas grande expérience, une attaque vraie de péritonite ;
heureusement il n'en est rien le plus souvent; plus l'orage est soudain
et violent, plus il cède ou spontanément ou à l'influence de petits moyens
et c'est ici surtout que triomphe la méthode que j'ai préconisée (1) de faradisation utérine, ou vaginale au besoin, avec un courant de tension, à
petites doses, longtemps continué, jusqu'à cessation de toute douleur
aiguë.

---

(1) Voir Bulletin général de thérapeutique, 15 juin 1885, et Archives de tocologie,
juin 1885, *Sur un nouveau traitement électrique de la douleur ovarienne chez les
hystériques*, par le Dr G. Apostoli. (Communication faite à l'Association française
pour l'avancement des sciences en août 1883, congrès de Rouen.)

En voici le résumé très sommaire :

A. Tripier en créant la faradisation utérine avait exclusivement adopté un procédé presque uniforme d'excitation utérine, celle que donne la bobine à fil gros et
court, qui engendre un courant dit de *quantité*, destiné surtout à provoquer la contractilité musculaire. Quant à l'autre bobine (que possèdent tous les appareils d'induction, dits à chariots) à fil long et fin, qui engendre un courant dit de *tension* et
qui est l'excitant direct et prépondérant de la sensibilité, elle a presque toujours
été entre ses mains, comme le témoignent ses écrits et sa pratique, destinée à provoquer seulement des dérivations cutanées extérieures à l'utérus.

Dès 1881, j'eus l'idée d'utiliser ce même courant de tension, dans le but bien dé-
fini de calmer une douleur *péri-utérine, très rebelle, très fréquente, la douleur
ovarienne*, qui constitue, pour ainsi dire, l'apanage des hystériques, et voici les
raisons suivantes qui me guidèrent dans ce choix :

1o Seul, le courant *de tension*, est très bien supporté par presque tous les utérus
et en particulier par celui des hystériques, tandis que le courant de *quantité*, même
à faible dose, est ressenti plus ou moins douloureusement par toutes les femmes et
est le plus souvent intolérable aux hystériques ;

. 2o Seul, le courant de *tension*, avec une tolérance très grande et une puissance
de rayonnement plus considérable que celui de quantité, jouit de la remarquable
propriété de calmer rapidement toute douleur péri-utérine et cela d'autant mieux
et d'une façon d'autant plus durable qu'il s'adresse à une névralgie de nature
hystérique.

Telles étaient les conclusions générales de mon mémoire de 1883, et depuis lors,
j'ai étendu le problème, quoique avec moins de généralisation, aux *périmétrites
inflammatoires et aux crises aigues de péritonisme en particulier;*

(Voir à ce sujet une lecture faite au *Congrès Médical international de Copenhague*
— section d'Obstétrique et de Gynécologie, août 1884. Compte rendu; page 141.)

N. B.—Je crois aujourd'hui, et je me propose de le démontrer prochainement par
de nombreux faits cliniques à l'appui, que *dans toutes les névralgies du bassin*, quel-
qu'en soit l'origine, la nature ou l'acuité, l'*élément douleur* peut et doit toujours
être traité, le plus souvent avec succès, par le courant faradique et uniquement par
celui de *tension*. Ce dernier, seul, dans le cas actuel, est toujours inoffensif et souvent, très souvent même, efficace, si on veut bien se conformer à la technique que
j'ai déjà formulée et que je condense dans les proposititions suivantes :

1o) Ne jamais faire souffrir la malade et ne lui appliquer qu'une intensité toujours tolérable;

2o) Faire de longues séances et les continuer, quelle que soit leur durée, jusqu'à
apparition d'une sédation manifeste;

3o) Faire à l'aide de mon excitateur bi-polaire, une application intra-utérine
toutes les fois qu'elle sera possible, ou vaginale dans tous les autres cas.

. IV

CONCLUSIONS.

Arrivé au terme de cette étude, je n'ignore pas tout ce qui lui manque pour la rendre complète et décisive; il lui faudrait d'abord la consécration d'un plus grand nombre d'années d'expérience; cinq années, me direz-vous, c'est peu pour juger de cette question des inflammations utérines sujette à tant d'appels; — oui, sans doute, mais ce que j'ai vu et revu a été si clair et si démonstratif pour moi, que j'envisage l'avenir avec une entière confiance.

Ce qui me reste à compléter, le voici, et ce sera, j'espère, l'objet d'un prochain mémoire :

Je donnerai la *statistique intégrale* de ma thérapeutique ;

Je ferai l'*historique complet* de mes principales malades ;

Je publierai surtout les *résultats définitifs*, durables et permanents, qui survivent au traitement ;

J'esquisserai, dans les limites du possible, le *modus faciendi* du courant électrique, en établissant la part respective des *actions caustiques* et *trophiques*, l'une contemporaine et l'autre posthume au passage du courant ;

Je formulerai la thérapeutique électrique des complications fréquentes de la *métrite* et en particulier celle des troubles encéphaliques et des désordres gastriques (1) qui sont si fréquemment sous sa dépendance.

---

(1) *Sur l'application de l'électricité aux affections de l'estomac.* — Communication faite au *Congres médical international de Copenhague*, août 1884. Section de médecine, voir la page 154 du compte-rendu.

Voici les conclusions générales de mon mémoire :

Je viens compléter la note que j'ai lue à la Société médicale des hôpitaux de Paris, le 11 août 1882 (voir bulletin général de thérapeutique, 15 novembre 1882). *Sur un nouveau traitement électrique de la douleur épigastrique et des troubles gastriques de l'hystérie (vomissement, gastralgie)*; j'y développais l'influence favorable que la galvanisation *polaire positive d'un des deux pneumogastriques* exerce à distance sur l'estomac, pour calmer et guérir les troubles gastriques de l'*hystérie*. Depuis lors, j'ai étendu le problème aux troubles gastriques réflexes liés à *la pathologie utérine*, à la *grossesse*, à la *phthisie*, — toutes les dyspepsies, tous les vomissements réflexes ou purement nerveux me paraissant justiciables de la même thérapeutique. Je crois même que ce médicament peut rendre les plus grands services dans les autres désordres gastriques liés à une affection organique simple (non cancéreuse) de l'estomac.

Pour rendre l'opération *plus active* et lui assurer *un plus grande efficacité*, voici les modifications nouvelles que je propose et l'ensemble résumé de ma technique opératoire :

Je traiterai des cas assez rares *(hypertrophie localisée du col)* qui peuvent réclamer la *galvano-puncture chimique négative*, comme je l'ai annoncé dans une communication récente sur la GALVANO-PUNCTURE CHIMIQUE, VAGINALE, en GYNÉCOLOGIE (1) et comme je l'avais fait pressentir

---

1° Je conseille la galvanisation simultanée des deux pneumogastriques au cou, par une application double ou *bi-polaire*; cette méthode est, sans contredit, plus rapidement active et souveraine, dans les cas rebelles, que la galvanisation d'un seul nerf (dite *monopolaire* positive que j'avais conseillée au début.) ;

2° L'intensité électrique devra être proportionnée à la tolérance du sujet et à la résistance du mal à combattre ; la dose variera *de 5 à 10* milliampères et devra être portée au besoin, pendant quelques secondes, jusqu'à 15, si un *vomissement* par exemple était menaçant ;

3° Toute galvanisation a le devoir d'être victorieuse du trouble qu'elle est destinée à combattre. Aussi doit-on *continuer l'application jusqu'à effet produit*, jusqu'à ce que la sédation soit assez grande pour que la malade se déclare très bien ; la durée peut osciller suivant les cas, *entre 5 et 30 minutes* ;

4° Pour assurer une plus grande efficacité au traitement, il sera préférable de faire l'application *pendant la digestion*. On fera donc manger ou boire préalablement et le courant aura alors la propriété soit de faire mieux digérer, soit d'arrêter un vomissement imminent ;

5° Les séances devront être, au début, aussi rapprochées que possible (de 1 à 2 fois par jour) pour s'éloigner ensuite avec les progrès de l'amélioration ;

6° Toute opération devra être *tolérable* et n'être jamais suivie d'*eschare* à la peau. Aussi, dans ce but, devra-t-on soigneusement recouvrir les tampons de peau de chamois très mouillée, sur laquelle on juxtaposera, suivant le besoin, de une à plusieurs couches d'agaric (amadou) également mouillé;

7° En résumé, le courant galvanique continu, bien dosé et bien localisé sur les deux nerfs vagues, est par excellence le médicament d'un *symptôme* qu'il soit *dyspepsie, gastralgie* ou *vomissement*. S'il est purement nerveux ou réflexe, il exercera sur lui une action immédiate et le plus souvent durable. Dans tous les autres cas, qui tiennent aux affections organiques, sans vouloir supplanter la thérapeutique classique, il est destiné à lui servir d'auxiliaire actif.

Au total, j'affirme que la galvanisation *bi-polaire* est toute puissante dans la pathologie de l'appareil *digestif*, et j'espère pouvoir étendre bientôt le même problème, sous toutes *réserves données*, à certains désordres *nerveux* de l'appareil *respiratoire et circulatoire*.

(1) Voir *Union médicale* du 16 et 19 octobre 1886.

J'ai fait à la Société de médecine de Paris (séance du 9 octobre 1886) une lecture qui peut se résumer sommairement ainsi :

L'utérus et ses annexes peuvent être tributaires de la galvano-puncture pour des cas multiples, qui seront l'objet de notes distinctes et dont voici la nomenclature :

1° Certains fibromes utérins ;

2° Certaines formes de métrite chronique (hypertrophie localisée);

3° Certains polypes intra-utérins ;

4° Les kystes uniloculaires de l'ovaire au début ;

5° Les phlegmons chroniques du ligament large;

6° Les péri-métrites postérieures subaiguës et chroniques ;

7° Les kystes hématiques péri-utérins (hématocèle);

8° La grossesse extra-utérine.

Les principales précautions générales que réclame la galvano-puncture vaginale, sont les suivantes :

1° Autant que faire se peut, il ne faut pas intéresser le péritoine dans la ponction, soit que l'on s'adresse au parenchyme utérin ou au tissu cellulaire périutérin ;

2° Il faut toujours rendre possible l'élimination d'un foyer éventuel de suppuration, pour éviter l'infection et favoriser l'application d'un traitement topique antiseptique ;

dans une précédente note sur le traitement électrique de l'*hématocèle péri-utérine* (1).

Je creuserai davantage la question des *indications et contre-indications*, et j'espère que, de cette étude complémentaire, surgira une lumière nouvelle sur cette difficile et grave question de la thérapeutique électrique intra-utérine.

En présence d'une métrite, à forme anatomique peu caractérisée, lorsqu'il y a doute, et qu'il y a lieu de se demander si le cas est justiciable de la *Faradisation* ou de la *Galvanocaustique chimique*, voici le moyen pratique et clinique de trancher la question : On doit d'abord essayer la faradisation. — Si elle est bien tolérée, et dès les premières séances, de 3 à 4 en moyenne, on doit avoir — ou un soulagement marqué, qui commande de continuer le même procédé — ou un échec, qui réclame l'emploi des galvanocaustiques intra-utérines. D'un autre côté, une amélioration, même très marquée au début, peut s'épuiser

---

3º Les ponctions courtes, de 1 à 2 centimètres, seront toujours préférables aux ponctions plus profondes;

4º Il faudra toujours sonder et explorer, préalablement, la vessie dans toutes ses directions pour éviter de l'intéresser directement dans une ponction ou, ultérieurement, au moment de la chute d'une eschare trop profonde;

5º Dans tous les cas de ponction latérale ou postérieure, on explorera attentivement la région avec le doigt, pour sentir tout battement artériel et éviter de perforer de gros vaisseaux;

6º Un repos obligatoire au lit, de un à plusieurs jours, devra être exigé de toutes les malades qui ont subi une galvano-puncture;

7º On fera avant et après chaque ponction une injection vaginale antiseptique; on laissera à demeure dans le vagin, jusqu'à cicatrisation complète de l'orifice de ponction, un tampon de gaze iodoformée que l'on renouvellera aussi souvent qu'il le faudra;

8º On interdira toute relation sexuelle jusqu'à guérison définitive.

(1) Voir *Archives de Tocologie*, novembre 1885.

Communication faite à l'Association française pour l'avancement des sciences. — Congrès de Grenoble, août 1885.

Cette communication, que j'ai faite au nom de Doléris et au mien, peut se résumer ainsi :

1º L'hématocèle est destinée à trouver dans une méthode précise et sûre, la *galvano puncture vaginale négative*, une ressource précieuse qui la conduira rapidement à la guérison en diminuant la gravité ordinaire du pronostic;

2º D'une façon générale, la *galvano-puncture négative*, (ou la cautérisation tubulaire de A. Tripier), agit par un double mécanisme : le premier *chirurgical* (eschare et perte de subtance consécutive), et le second *médical* en grande partie *posthume* au passage du courant (processus dynamique ou trophique suivi de désintégration et de régression rapide).

Cette méthode est destinée à triompher dans les cas suivants, en utilisant une fistulation plus ou moins grande, soit des *exsudats solides* (Phlegmon chronique, cellulite et phlegmasie péri-utérine). — Soit des *néoplasmes* (fibromes-myômes interstitiels, hypertrophie localisée). — Soit des *kystes utérins et péri-utérins* (hématomes, grossesse extra-utérine), etc.

assez vite, ce qui n'est pas rare, et alors encore les faradisations doivent céder la place aux galvanocaustiques.

Aujourd'hui pour me résumer et conclure, qu'il me suffise de dire que j'ai systématisé la thérapeutique électrique de la métrite et de l'endométrite dans les propositions suivantes :

1° En établissant les limites thérapeutiques du courant induit ou faradique appliqué suivant ma méthode (1) double ou bi-polaire ; il est ex-

(1) Le 20 février 1883, j'ai présenté à l'Académie de médecine de Paris, *un excitateur utérin double ou bi-polaire* (voir fig. 5), avec une note explicative (voir *Gazette des hôpitaux* du 3 mars 1883).

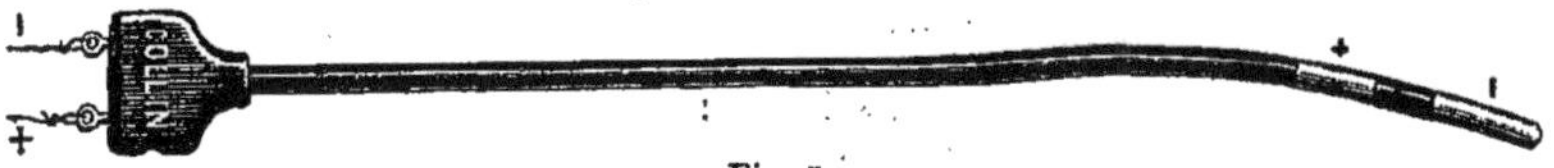

Fig. 5

Pour légitimer l'emploi de ce nouvel excitateur utérin, j'ai fait à la Société de médecine de Paris, le 28 avril 1883, et le 23 février 1884, deux communications sur la *faradisation utérine double ou bi-polaire* (Voir l'*Union médicale* du 28 octobre et du 1er novembre 1834 et l'*American Journal of obstetrics*, septembre 1884).

A. Tripier, en créant la méthode de faradisation utérine, à formulé un procédé presque uniforme et constant de la thérapeutique de la métrite simple ; c'est la méthode *uni-polaire, ou utéro-sus-pubienne,* dans laquelle un excitateur simple (voir fig. 6).

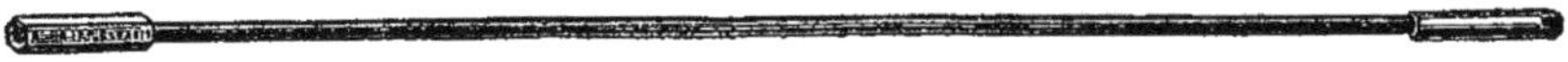

Fig. 6

est introduit dans l'utérus, et le circuit est fermé sur le ventre au-dessus du pubis (voir fig. 7) par deux larges tampons de charbon de cornue à gaz recouverts de

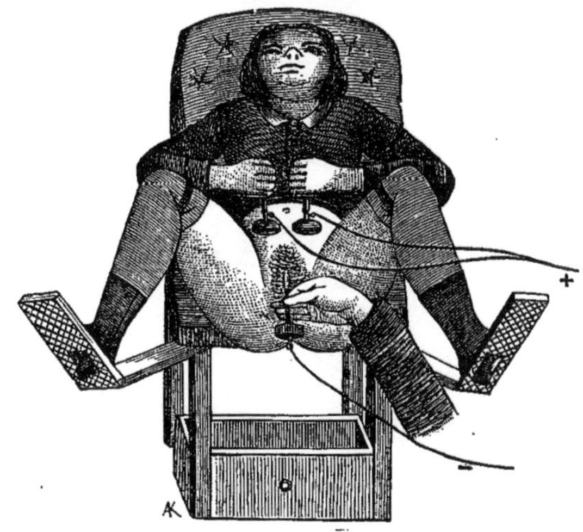

Fig. 7

Apostoli.   5

cellent et quelquefois souverain dans certains cas (subinvolution récente — métrite chronique à la première période) inefficace ou du moins très insuffisant dans les autres (métrite chronique à sa dernière période — endométrite sous toutes ses formes);

2° En fondant sur des bases logiques et cliniques la médication galvano-chimique intra-utérine;

3° En donnant la preuve de l'influence prépondérante des hautes

---

peau de chamois imbibée d'eau, tampons aboutissant à l'autre pôle bifurqué et tenus par un aide ou le plus souvent par la malade elle-même.

J'ai proposé de remplacer ce procédé incommode et plus ou moins douloureux par une méthode (Voir fig. 8 et 9) qui concentre les deux pôles dans l'utérus et qui réunit, du même coup, les avantages suivants :

1° Suppression du pôle cutané ;

2° Concentration dans l'utérus de toute l'action électrique ;

3° Opération *plus facile*, qui n'exige plus ni le concours d'un aide, ni celui de la malade pour tenir les tampons ;

4° Opération *moins douloureuse*, par suite de la soustraction de toute application du courant à la peau ;

5° Opération *plus intense et plus efficace*, par suite de l'accroissement possible de

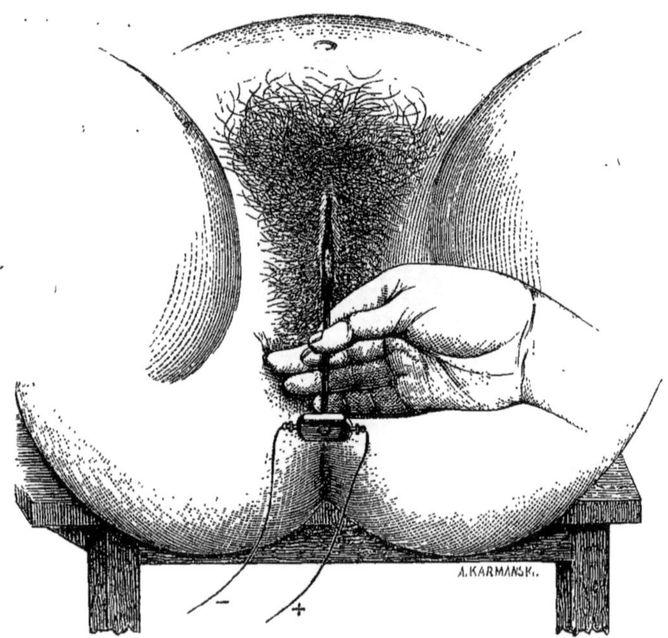

Fig. 8

intensités, antiseptiques et curatives à la fois, et en formulant une nouvelle technique qui les rend tolérables;

4° En fixant dans le cas actuel les indications variables de l'eschare
positive ou négative;

5° En dotant la thérapeutique intra-utérine d'une arme de plus, précise, mathématique, dosable et localisable, qui peut s'administrer à
doses réfractées, qui s'accumulent sans danger et au gré de l'opérateur;

6° En appliquant à l'utérus une sorte de râclage molléculaire galvano-
chimique, qui ne condamne la femme à aucun repos forcé et ne réclame
aucun autre traitement additionnel;

7° En assurant à ma méthode la prépondérance sur les autres procédés chirurgicaux (râclage — écouvillonnage — injections pâteuses ou
liquides — cautérisations potentielles ou ignées) qui sont d'une exécution souvent plus difficile et toujours d'une efficacité beaucoup moindre;

8° En créant, en un mot, un chapitre nouveau de thérapeutique gynécologique, destiné à combattre victorieusement une ou plusieurs maladies,

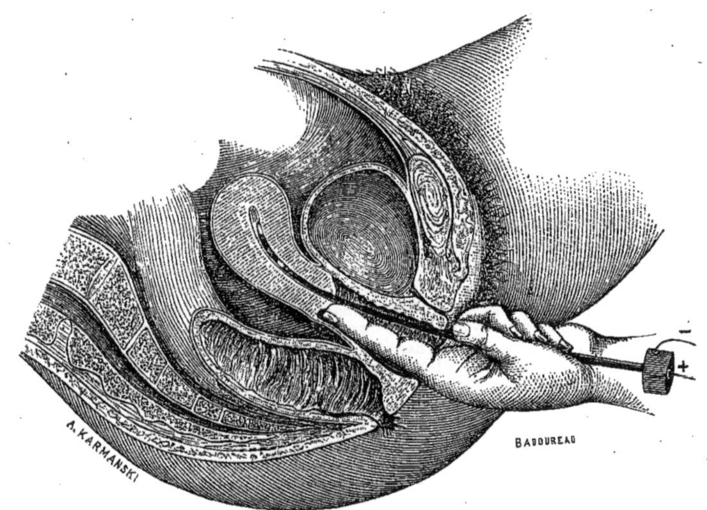

Fig. 9

la contractilité utérine, étant donné la facilité, tout en faisant moins mal, d'employer un courant plus fort, plus intense et plus curatif par conséquent.

N.B. — Il est bien entendu que lorsqu'il est question du courant faradique, appliqué au traitement de la *métrite*, on désigne celui qui est engendré par la bobine, à fil
gros et court (par opposition à l'autre bobine à fil plus long et plus fin) — à travers
laquelle circule un courant, dit de *quantité*, et destiné à provoquer la contractilité
musculaire (tandis que le courant de l'autre bobine, dit de *tension*, est surtout
l'excitant direct de la sensibilité et ne trouve pas son indication dans le cas actuel).

rebelles entre toutes, souvent même réputées, jusqu'ici, incurables et en associant ainsi la thérapeutique de la *Métrite et de l'Endométrite* à celle que j'ai déjà formulée pour le *Fibrome* (1).

---

(1) Au mois d'octobre 1886, j'ai fait au deuxième *Congrès français de chirurgie* une lecture sur mon *nouveau traitement électrique des Fibromes utérins*, sous forme de note complémentaire, que la *Gazette des hôpitaux* (du 26 octobre) a résumé sommairement dans les termes suivants :

Le Dr Apostoli vient de compléter le premier mémoire qu'il a publié en 1884 sur son traitement électrique des fibromes utérins (voir Thèse Carlet), et confirmer ses résultats cliniques qui sont le fruit d'une plus longue expérience. En créant son traitement, il a substitué aux anciennes méthodes. *empiriques* et le plus souvent *inefficaces*, une thérapeutique *nouvelle, rationnelle, précise et tolérable* :

Nouvelle, par l'application d'un courant continu, toujours constant et progressivement intense, une dose, inconnue médicalement jusqu'à lui, qui varie de 100 à 250 milliampères; (en 1884, lors de son premier mémoire, il ne dépassait pas encore 100 milliampères.)

Rationnelle, en localisant l'intervention, qui, auparavant, était vaginale, ou tout entière extérieure, soit sur la muqueuse utérine, presque toujours malade, soit dans le parenchyme même, grâce à une ponction préalable, qui sera obligatoire lorsque le col est inaccessible ou imperméable ou bien qui s'imposera comme méthode de choix, lorsqu'on voudra accélérer plus rapidement la dénutrition du néoplasme, et en créant ainsi, dans les deux cas, un exutoire et un foyer de dérivation salutaires;

Précise, d'abord en opposant aux anciens procédés, aveugles et sans mesure ou graduation, une posologie exacte, mathématiquement comparable toujours à elle-même, grâce aux nouveaux galvanomètres d'intensité, et puis en produisant une eschare intra-utérine qui unit, à son action chimique, variable suivant qu'elle sera *positive* (fibromes hémorrhagiques) ou *négative* (dans les autres cas), une action atrophique des plus manifestes, qui est fonction de l'intensité du courant dépensé;

Tolérable, en cautérisant l'utérus à doses progressives et réfractées et en permettant à la malade de supporter facilement, sans trop de douleur, ni menace d'eschare à la peau, un courant intolérable sans cela, grâce à la *terre glaise* qu'il a le premier appliqué en électrothérapie, et qui rend le pôle cutané indifférent.

En présence de l'impuissance presque absolue de la thérapeutique purement médicale et de la mortalité toujours considérable (de 40 à 50 0/0), de l'hystérectomie abdominale, ainsi que des dangers et des difficultés liés à tout autre intervention chirurgicale, le Dr Apostoli propose une méthode *simple, inoffensive* et le plus souvent *souveraine* : 1° L'intervention est, en effet, *facile* et se résume dans une bonne hystérométrie thérapeutique qui est à la portée de tout médecin muni : d'un appareil mesureur de courant (un bon galvanomètre d'intensité), d'une pile quelconque pourvu qu'elle donne beaucoup de débit, d'un électrode inattaquable en platine, et d'un gateau de terre glaise suffisamment ramollie; 2° Cette opération faite avec toute l'antiseptie possible et tout le repos convenable, est *inoffensive*, car sur plus de *trois mille galvano-caustiques intra-utérines*, réparties sur *deux cent malades*, qui ont subi un traitement plus ou moins complet, il n'a observé que de très rares accidents, imputables à l'inexpérience seule du début et à des fautes opératoires que la pratique a corrigées; 3° Bien appliquée et assez longtemps continuée (de 3 à 9 mois en moyenne), cette méthode est le plus souvent souveraine et conduit 95 fois sur 100 aux résultats suivants : *régression anatomique du fibrome* variant du 1/5 au 1/3 et quelquefois même au 1/2, mais jamais disparition totale — *arrêt très rapide et durable des hémorrhagies* — *disparition des phénomènes de compression et restauration symptomatique de la malade;*

Les très rares insuccès (de 3 à 5 0/0) observés s'adressent presque tous à des fibromes ascitiques. La médication perd aussi une partie de son influence dans les tumeurs fibro-kystiques et lorsque les complications d'inflammation périphérique ou de diathèse hystérique grave gênent et entravent l'emploi de hautes intensités. La caurérisation galvano-chimique intra-utérine est compatible avec une *grossesse* ultérieure.

Paris. — Typographie de A. PARENT, A. DAVY, successeur,
52, rue Madame et rue Corneille, 3.

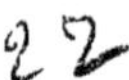

9 782014 043884